KB003850

암에 걸린 사람들

암 환자들의 생사고락이 담긴
20년 동안 기록한 생생한 투병기

암에 걸린 사람들

초판 1쇄 발행 2015년 4월 5일

박홍희 지음

펴낸곳 도서출판 가쎄 [제 302-2005-00062호]
*gasse•헬스는 도서출판 가쎄의 임프린트입니다.

주소 서울 용산구 이촌동 302-61 201
전화 070. 7553. 1783
팩스 02. 749. 6911
인쇄 정민문화사

ISBN 978-89-93489-46-0

값 15000원

암에 걸린 사람들

박홍희 지음

gasse • 헬스

저자 서문

우리는 살면서 무수한 선택의 갈림길에 서게 된다. 선택의 여지가 없는 부모와 자식 간의 인연을 제외하면, 살아가는 매 순간이 선택의 연속이다. 대학을 간다면 전공은 무엇을 선택할 것인지, 대학 졸업 후 취직을 할 것인지 대학원을 갈 것인지, 결혼을 할 것인지 말 것인지, 결혼한다면 A와 할 것인지 B와 할 것인지 고민을 해야 한다. 대개는 선택을 두고 때늦은 후회를 하게 된다. 부질없긴 해도, 그때 A 대신 B를 선택했더라면 지금 나의 인생은 달라져 있을 텐데…… 하는 생각을 누구나 한 번쯤은 해보았을 것이다.

'나비효과' 란 말이 있다. 어떤 일이 시작될 때 있었던 아주 작은 변화가 결과에서는 매우 큰 차이를 만들 수 있다는 뜻인데, 브라질에 있는 나비의 날갯짓이 수천 킬로미터 떨어진 미국 텍사스에 토네이도를 발생시킬 수도 있다는 기상 이론이 나비효과의 출발점이다.

내가 결정하는 그 모든 선택이 나도 모르는 사이에 내 삶에 지대한 영향을 끼친다. 특히, 암이나 기타 질병 치료와 관련해서는 초기 선택에 따라 엄청난 결과의 차이를 가져올 수 있다. 자칫, 한 번의 그릇된 선택으로 인해 목숨을 잃을 수도 있기 때문에 정말 신중을 기해야 한다.

암에 걸리기 전까지 인생의 중요한 매 순간마다 당신 혹은, 부모나 배우자가 선택과 결정의 주체였다면, 암에 걸리는 순간 주도권은 암과 의사에게 넘어간다. 당신은 암을 선택한 적 없으나, 짓궂게도 암이 당신을 선택한 것이다. 수술할 것인가 말 것인가, 항암치료를 받을 것인가 말 것인가, 대체의학을 병행할 것인가 말 것인가…… 생명과 직결된 중요한 결정들이 당신의 선택을 기다리고 있다. 중요한 것은, 의사의 지시에 따르더라도 당신 생명에 대한 결정권은 당신이 갖고 있어야 한다는 점이다.

지난 20년 동안 건강 잡지를 만들고 또한 힐링 프로그램을 진행하면서 수많은 암 환자들을 만났으며, 지금까지 그러한 인연들이 이어지고 있다. 지금도 선택의 갈림길에 선 수많은 암 환자들이 중요한 결정을 앞에 두고 고민을 거듭하고 있다는 것을 안다. 나는 의사가 아니므로, 그들을 치료해줄 수는 없다. 다만, 지난 20년 동안 내가 만난 암 환자들이 어떤 선택을 했으며, 그 선택의 결과가 어떠했는지를 말해줄 수는 있다. 어느 한 분야가 아닌 다양한 암 환자의 사례를 살펴볼 수 있었는데, 나는 그러한 사례들이 암 환자나 그 가족들의 선택에 도움이 되기를 갈망할 뿐이다.
이 책 속에서, 나는 입이 없다. 다만, 암 환자들의 고통과 좌절, 치유와 기쁨의 순간을 눈에 보이는 그대로 옮겨 적었을 뿐이다. 이 책이 암 환자나 그 가족들이 중요한 결정을 내려야 할 때, 선택의 순간마다 방향을 제시해 주는 안내자가 되기를 바란다.

차례

1부, 믿음과 긍정보다 더 큰 병원은 없다

3부, 암 진단은 끝이 아니라 인생 2막의 출발점

암에 걸린 사람들, 시작합니다

1부

믿음과 긍정보다
더 큰 병원은 없다

흔히 암세포를 '암 덩어리'라고 부른다. 돌연변이 세포로 인해 생기는 일종의 응어리가 암 덩어리인 것이다. 마음속에도 한(恨)이나 불만 때문에 맺혀 있는 감정이 있는데, 이 또한 응어리다. 마음속 응어리를 해소하지 않고 그냥 놔두면 육체에 응어리가 생기게 되는 것이다. 암은 응어리다. 장기에 생긴 응어리든 마음속에 생긴 응어리든 제때 풀어주지 않으면 결국 암 덩어리로 변하게 된다.

암은 몸과 마음에 생긴 응어리
응어리를 풀어줘야 병이 낫는다

그녀는, 다행스럽게도 유방암이 초기에 발견됐다고 말했다. 30대 중반, 아직은 젊은 나이였기에 망설임 없이 암 진단 후 일사천리로 수술까지 받았다. 수술 후 우울증이 찾아왔고, 우울증은 육체적 고통보다도 더 그녀를 힘들게 했다.

이러다 죽는 건 아닐까, 내가 죽으면 이제 겨우 초등학교에 입학한 아들은 누가 돌보나, 남편은 재혼을 할까…… 별의별 생각이 다 들었고, 하루에도 수십 번씩 죽고 싶은 마음이 생겼다 사라지길 반복했다. 그러다가 어느 순간, 이렇게 비관만 하며 앉아 있다가 죽는다면 죽는 순간 너무나 억울할 것 같다는 생각이 들었다. 병원에서도 초기니까 수술하고 치료받으면 충분히 건강을 되찾을 수 있을 것이라고 했고, 주변에서도 힘내라며 격려를 해주었다. 하지만 우울증이 한번 찾아오면 걷잡을 수 없는 절망의 나락으로 떨어지곤 했다.

교사였던 그녀는 병가를 낸 후 수술을 받았다. 정말이지, 암 진단 전까지는 스스로 완벽에 가까울 정도라고 자부하던 건강이었다. 그러던 것이 암 진단 이후 180도 뒤바뀌어 그녀의 생활을 송두리째 흔들고 있었다. 그나마 초기라는 것을 불행 중 다행으로 여겼고, 유방암 오진율이 높다는 기사를 읽으며 위안을 삼았다.

어차피 수술은 했지만, 당장 유방암 진단이 오진이라고 판정을 번복한다 해도 감사할 수 있을 것만 같았다. 그래도 현실을 인정하기로 마음먹었다. 현실을 인정하는 것 또한 치료의 한 방법이겠거니 생각하고 '말기가 아닌 게 어디냐' 하는 긍정적인 자세로 생각을 바꾸었다. 항암치료는 1차 시행 후 받지 않기로 결정했다. 독한 치료제가 아닌 음식과 마음가짐, 그릇된 생활환경을 고쳐 나가는 것으로 치료를 이어가기로 남편과 약속했다.

남편이 착해져야 아내 병이 낫는다

아내가 암에 걸렸을 때, 대개 남편들은 달라진다. 그동안 아내에게 잘해주지 못했다는 미안한 마음이 한꺼번에 밀려오기 때문이기도 하고, 아내 없는 '불편한 생활'을 상상할 수도 없기 때문이기도 하다. 집안일부터 아이들 교육까지 어느 것 하나 아내의 손길이 닿지 않는 곳이 없다는 것을 남편들은 너무나 잘 알고 있다. 더군다나 아내가 직장엘 다닌다면, 그 미안함과 함께 밀려오는 경제적인 걱정은 종종 남편들을 병든 아내의 시종으로 변모시키기도 한다.

물론, 모두가 그렇다는 것은 아니며 병수발이 길어지면 사정은 달라지기도 한다. 하지만 일반적인 경우라면, 아내가 암에 걸렸을 때 비로소 남편들은 착해지기 시작한다.

그녀의 남편도 다르지 않았다. 함께 이야기를 나눌 때나 밥 먹을 때의 다정함을 보고 있노라면 정말로 아내를 걱정하는 모습이 절절하게 느껴지곤 했다. 하루는 저녁 식사를 끝내고 그들 부부와 몇 명이 조촐하게 맥주를 마시며 이야기를 나눌 기회가 있었다. 우울증에 걸린 암 환자라고 믿기 어려울 만큼, 그녀는 밝고 쾌활했다. 남편 또한 그러한 아내의 모습을 보고 매우 흡족한 표정을 지으며 반응하곤 했다.

"아내가 암 판정을 받았을 때, 눈앞이 캄캄했지요. 아내가 없는 생활을 상상해봤는데, 도저히 감당할 수 없을 것 같더라고요."

남편의 말을 듣고 있던 그녀가 환하게 웃으며 짓궂게 되묻는다.

"나를 사랑해서가 아니고, 내가 없으면 당장 밥해 먹기 힘들어질까 봐 그런 거지?"

남편은 정색하며 당신을 사랑해서 그런 거라고 힘주어 말했다. 덕분에 곁에 앉아 있던 사람들은 모두 한바탕 크게 웃을 수 있었다.

그날 밤 그녀는 김광석의 노래가 듣고 싶다고 말했고, 남편은 휴대폰으로 노래를 검색해 들려주기도 했다. 직접 불러주라는 주변의 권유를 음치라는 이유로 완곡하게 뿌리치긴 했지만, 그런 남편의 모습을 보며 그녀는 그 순간만큼은 병을 잊은 듯 행복해 보였다.

이튿날 아침, 그녀와 남편을 사람들 앞으로 불러냈다. 다른 사람들 또한 암으로 인해 고통받고 있었으므로, 사실 그들 부부의 처지와 다를 바가 없었다. 왜 부부를 불러내는지 미리 말하지 않았다. 사람들은 아마도 수술 경험담이나 듣고자 하는 것이려니 생각하는 듯했다.

나는 한 편의 시가 적힌 종이를 그녀에게 건네주며 지금 남편에게 읽어줄 수 있느냐고 물었다. 수술 후 목소리마저 이상해졌다며 애써 사양하던 그녀가 어느 순간 낚아채듯 종이를 받아 쥐었다. 그녀의 행동을 보며 모두가 한바탕 웃었는데, 잠시 후 상황은 뒤바뀐다.

떨리는 목소리로 그녀가 나지막하게 시를 읽어내려갔다.

「지금 알고 있는 것을 그때도 알았더라면」 – 킴벌리 커버거…….

지금 알고 있는 걸 그때도 알았더라면
내 가슴이 말하는 것에 더 자주 귀 기울였으리라.
더 즐겁게 살고, 덜 고민했으리라.
금방 학교를 졸업하고 머지않아 직업을 가져야 한다는 걸 깨달았으리라.
아니, 그런 것들은 잊어버렸으리라.
다른 사람들이 나에 대해 말하는 것에는
신경 쓰지 않았으리라.
그 대신 내가 가진 생명력과 단단한 피부를 더 가치 있게 여겼으리라.

더 많이 놀고, 덜 초조해 했으리라.

진정한 아름다움은 자신의 인생을 사랑하는 데 있음을 기억했으리라.
부모가 날 얼마나 사랑하는가를 알고
또한 그들이 내게 최선을 다하고 있음을 믿었으리라.

사랑에 더 열중하고
그 결말에 대해선 덜 걱정했으리라.
설령 그것이 실패로 끝난다 해도
더 좋은 어떤 것이 기다리고 있음을 믿었으리라.

…… 〈중략〉 ……

입맞춤을 즐겼으리라.
정말로 자주 입을 맞췄으리라.
분명코 더 감사하고,
더 많이 행복해 했으리라.
지금 알고 있는 걸 그때도 알았더라면.

시를 읽자마자 그녀가 울먹이기 시작했다. 남편도 따라서 눈물을 흘렸다. 울먹이면서도 또박또박 시를 읽었으며, 가끔은 천장을 올려보거나 한숨을 쉬며 읽기를 멈추기도 했다. 여기저기에서 눈물을 찍어내는 사람들이 보였다. 동병상련의 아픔을 느꼈던 것일까? 결국엔 훌쩍거리는 사람들이 늘어나 강당은 한동안 숙연해지기까지 했다.

시 낭송을 끝낸 그녀가 말했다.

"암에 걸린 이유를 정확히 알 수는 없지만, 앞으로 어떻게 살아가야 하는지 알게 되었습니다. 또, 병은 혼자 앓는 것이지만 사랑하는 사람과 함께 부딪히며 헤쳐나가는 것이 필요하다는 것도 알게 되었습니다. 곁을 지켜준 남편에게 감사드립니다."

지금 알고 있는 것은 지금 실천하라

암 치유와 관련해 우리는 굳이 성공담만 듣기를 원한다. 책이든 인터넷이든 암을 고친 사례들로 넘쳐난다. 예전엔 의사나 관련 업계에 종사하는 사람들만 건강 정보를 독점해 치료와 돈벌이에 활용했지만, 이젠 누구나 원하는 정보를 검색할 수 있게 되었다. 문제는 그 많은 정보 중에서 무엇이 진실이고 무엇이 거짓인지 구분하기 어렵다는 것이다.

물론, 같은 방법이라고 해도 사람마다 효과가 다르게 나타날 수 있다. 똑같은 치료를 받았다 할지라도 누군 효과를 보고 누군 효과를 보지 못하는 경우가 있다. 현대의학적 치료를 제외하면 통계적인 치료 수치를 말할 수 있는 곳이 드문 것 또한 사실이다. 이러한 문제들은 암에 걸린 당사자나 주변 사람들이 암에 대해 공부를 해야 하는 가장 큰 이유이기도 하다.

암을 고친 사례만큼이나 암 환자가 눈여겨봐야 할 것이 실패담이다. 어찌보면, 무엇을 먹고 암을 고쳤다는 이야기만큼이나 무엇을 먹으면 안 된다거나 이렇게 행동하면 치료에 절대 도움이 되지 않는다는 류의 실패담은 매우 중요하다.

사례를 들면, 다 그런 것은 아니지만 암 환자들이 어느 순간 양기(陽氣)가 뻗치는 경우가 온다고 한다. 치료를 위한 방편이기도 하거니와 면역력 증강을 위해 기력을 보하는 약을 복용한 탓일 텐데, 갑자기 양기가 기승을 부리면 남성의 경우 성적 욕구를 제어하지 못하는 경우가 생긴다. 이때 생각 없이 욕망을 채워버리면 몸에 더 큰 해를 가져오게 된다. 치료하자고 먹은 약인데, 약을 안 먹느니만 못한 결과를 가져온다면 그것처럼 바보 같은 짓이 어디 있겠는가? 여성의 경우에도 다르진 않다.

약을 복용할 때 금기사항이 있다. 상황에 따라 조금씩 다르긴 하지만, 술과 부부관계는 대표적인 금기사항이다. 이는 현대의학이든 한의학이든 대체의학이든 크게 다를 바 없다. 병 치료를 위해 써야 할 에너지가 한순간에 방전돼 버리는 것은 물론이고, 무리하게 힘을 쓰면 병약해진 몸에 부담을 주기 때문이다.

눈물이 암세포를 씻어 내린다

카타르시스(Catharsis)란 말이 있다. 주로 문학 용어로 쓰이는 말인데, 비극에 등장하는 인물들의 비참한 운명을 보고 간접 경험을 함으로써 자신의 두려움과 슬픔이 해소되고 마음이 깨끗해지는 것을 일컫는데 쓴다. 비슷한 말로는 정화(淨化)가 있다. 또한 심리학에서는 마음속에 억압된 감정의 응어리나 상처를 언어나 행동을 통해 외부로 드러냄으로써 강박 관념을 없애고 정신의 안정을 되찾는 일을 일컫는다.

누구나 살면서 몇 번쯤은 한바탕 울고 난 후에 무언가 후련해지며 마음이 정화되는 느낌을 경험했을 것이다. 눈물을 통해 감정의 응어리를 씻어내는 것인데, 눈물은 단순히 안구의 기능 유지와 관련된 역할을 떠나 암 치유와 관련해서도 매우 중요한 일을 한다.

암은 어디에서 오는가? 가장 유력한 혐의를 갖고 있는 것이 독소에 의한 오염이다. 우리 주변의 오염된 환경과 그것으로부터 오는 오염물질이 인체에 쌓이기 시작하면서 암은 꿈틀거리기 시작한다. 어디 그뿐인가? 독소는 우리 몸 안에서도 형성된다. 과다한 음식 섭취와 그로 인해 생기는 독소, 그리고 마음의 안정을 갖지 못해 생기는 스트레스는 인체 내에 보이지 않는 독소를 축적시킨다. 그 독소를 제때 밖으로 배출하지 못할 때, 암은 오고 노화는 촉진되는 것이다.

인체에 쌓인 독소는 적당한 운동을 통해 땀과 함께 밖으로 내보낼 수 있다. 하루 2리터 정도의 물을 마셔주면 인체 내의 독소를 배출하는 데 도움이 된다고 한다. 그렇다면 눈에 보이지 않는 감정의 독소는 무엇을 통해 몸 밖으로 내보낼 수 있을까? 사람마다 체질이 다르겠지만 눈물만큼 마음 깊은 곳에 있는 독소를 배출해주는 역할을 하는 것도 없을 것이다.

우리는 흔히 암세포를 '암 덩어리'라고 부른다. 돌연변이 세포로 인해 생기는 일종의 응어리가 암 덩어리인 것이다. 마음속에도 한(恨)이나 불만 때문에 맺혀 있는 감정이 있는데, 이 또한 응어리다. 마음속 응어리를 해소하지 않고 그냥 놔두면 육체에 응어리가 생기게 되는 것이다.

암 선고를 사형선고처럼 받아들인다면, 제아무리 의술에 능한 화타 편작이 온다 해도 암을 고칠 수 없다. 살겠다는 의지를 포기한 환자의 목숨을 제 몸인 양 돌보고 살릴 의사는 세상 어디에도 없기 때문이다. 우리는 타인의 사생활에 대해 아는 것의 절반만큼도 우리 몸에 대해 알지 못한다. 우리 몸이 어떻게 움직이고 숨을 쉬며 살아가는지, 우리 몸의 피와 살을 이루고 있는 것은 무엇이며 암은 어떻게 찾아오는지 관심조차 없다. 내가 내 몸에 관심이 없는데, 의사라고 한들 모니터에 나온 내 몸의 사진을 들여다보는 것 이외에 달리 할 일이 있겠는가?

‘믿음’과 ‘긍정’보다 더 큰 병원은 없다 왜, 내 몸에 생긴 암에 대해 공부하지 않는가?

좀 살만 하니까 암에 걸려 어찌어찌 되었다는 이야기를 듣는 것은 그리 어려운 일이 아니다. 주변을 돌아보면, 아마도 서너 집 건너 한 집 정도는 이런 가슴 아픈 사연을 품고 있다는 것을 알 수 있다. 암은 늘 우리 곁에서 어슬렁거리다가 어느 한순간 드러나거니와, 더욱이 암 환자 100만 명 시대에 누군가 갑자기 암에 걸렸다는 이야기는 더 이상 새로운 소식이 아니다.

농약과 공해와 환경오염, 그리고 무한 생존경쟁시대의 스트레스를 온몸으로 받고 살면서 암을 비켜갈 수 있는 사람은 없다. 암은 타인에게만 오는 불행이 아니라, 언제든 당신에게도 일어날 수 있는 일이 되어버렸다. 타인의 고통을 통해 아무것도 배우지 못한다면, 언젠가 타인의 고통을 그대로 되밟을 수밖에 없다.

암은 아무 생각 없이 즐거움만 추구하는 바보천치보다는 미래를 위해 오늘의 즐거움을 반납하고 자기를 희생하며 살아가는 사람들을 더 좋아한다.

전남 순천에서 냉동기 제작 사업을 하던 41세의 박○○ 씨는 평소와 다르게 몸이 피곤했으며 자주 코피가 터지고 항문 출혈이 심해 집 근처 병원을 찾았다. 한 번 출혈이 시작되면 잘 멈추지도 않았는데, 고질적인 치루 때문에 생긴 증상이겠거니 생각하던 그에게 의사는 큰 병원으로 가보라는 권유를 한다. 의사 말대로 지역에서 제일 큰 병원으로 옮겨 검사를 받았는데, 그 병원의 내과 과장 역시 그에게 대학병원으로 가보라는 권유를 한다. 세 번째 찾은 광주의 한 대학병원에서 그는 만성골수성백혈병 진단을 받는다.

믿어지지 않았다. 며칠 전까지만 해도 일 잘하고 밥 잘 먹던 사람이 갑자기 시한부 인생 선고를 받은 것이다. 지방 대학병원 의사의 말도 믿을 수 없었기에, 그는 그 길로 줄달음쳐 서울대병원과 여의도 성모병원에서 검진을 받았지만 역시 같은 진단을 받는다. 더 이상 그가 갈 수 있는 큰 병원은 없었다. 할 수 없이 입원을 하고 치료 방법을 궁리하기 시작했다.

"골수이식수술 외에 다른 방법은 없습니다."

의사의 말은 그에게 일말의 희망을 주기도 했지만, 한편으로는 골수이식을 받지 못할 경우에 대한 두려움도 심어주었다. 그런데 우려가 현실로 나타났다. 골수이식을 위해 가족 형제는 물론, 골수은행 등을 통해 검색을 해봤지만 그의 유전자와 일치하는 골수기증자를 찾지 못했다. 한동안 아무런 대책 없이 상심에 빠져 지내던 그는 자신이 처한 이 느닷없는 상황에 대해 의문을 갖기 시작한다.

"도대체 내가 왜 이런 병에 걸려 죽음을 맞이해야 하나. 죽더라도 내가 걸린 암이 무엇인지 알고나 죽자."

그는 자신의 암에 대해 공부하기 시작했고, 이때부터 암과의 끈질긴 대결이 시작되었다. 병원에서 짧으면 6개월이고 길어야 2년 반이라는 시한부 선고를 받았기에, 대체의학 관련 건강법을 시행하는 곳이라면 가리지 않고 찾아다녔다. 그의 아내 역시 겨우 걸음마를 시작한 작은아이를 둘러업고 사방팔방으로 수소문하며 그를 데리고 다녔다. 녹즙이다 뭐다 안 해 본 게 없었고, 인터넷을 통해 세계 각지의 암, 대체의학 사이트를 뒤져 정보를 검색했다. 자연요법치료로 유명한 멕시코 오아시스 병원에서 약을 구해 먹기도 했다. 그러나 드러나게 증세가 호전되지는 않았다. 그나마 다행인 것은 병원에서 선고받은 시한부 기한인 6개월을 넘겼다는 것뿐이었다.

"같은 시기에 같은 병으로 발병한 환자가 2명 있었는데, 결국 모두 죽었어요. 겁이 났지요. 그 무렵엔 어떤 것이든 6개월 이상 시간을 요하는 계획 같은 건 아예 세우지도 않았어요. 6개월 이상 그 너머를 생각해 본 적이 없었으니까요."

냉동기 제작 사업을 하며 그런대로 벌어 두었던 돈도 바닥을 드러냈다. 공장을 정리했지만 그 돈 역시 곶감 빼 먹듯 치료를 위해 쓸 수밖에 없었다. 치료를 위해 여기저기 쏟아 부은 돈이 발병 후 몇 년 새 억 단위를 넘겨 버렸다.

이유나 알고 죽겠다는 각오가 살린 목숨

그렇게 4년이 지난 어느 해 봄, 주변에서 그가 죽었다는 소문이 나돌았다. 병원에서 선고한 6개월을 한참 지나 4년여를 살아냈지만, 그 역시 이번 봄을 넘기기 힘들 것 같다는 생각이 들었다. 백혈구 수치가 심하게 올라갈 땐 숨조차 쉴 수 없었고, 얼굴은 그야말로 사색(死色)이 되곤 했다. 면역력이 약해진 탓에 감기가 한 번 찾아오면 거의 누워 보내야만 했다. 심지어 잠들 때도 마스크(방한대)를 쓴 채로 잠을 청해야 했다.

그러던 어느 날, 그는 마지막이라는 심정으로 누군가 소개한 한의원을 찾아간다. 그곳에서 우연히 한의사가 읽던 『神藥』 책을 보고는 곧장 그 책을 구해 읽기 시작했다. 지금까지 읽었던 의학서와는 분명 달랐다. 이거다 싶었고, 주저할 시간이 없었다. 그는 그 책에 적힌 처방대로 따랐다. 일체 다른 치료법은 접었다. 그로부터 얼마 후 항암제로 인한 구토증, 현기증, 호흡곤란 등이 호전되기 시작했다. 면역력 저하로 늘 감기에 걸려 고생했으나 이내 감기를 떼어버릴 수 있었다. 그해 봄을 넘기기도 힘들 것 같았던 그는 그해 가을을 맞이할 수 있었고, 논에 나가 부모님의 가을걷이를 도와드리기도 했다.

한때 자포자기 상태로 방안에만 누워 있거나 집 근처 바닷가에서 낚시질로 소일하던 암 환자의 모습은 어느 순간 사라지고 없었다. 그는 직접 마늘과 채소 등을 길러 먹기도 했는데, 예전 같으면 상상할 수도 없었던 일이었다. 건강할 땐 아무것도 아니었던 것들이 죽음의 강을 한 번 건너고 나서야 비로소 감사한 의미로 다가오는 것을 느끼며, 새삼 건강의 소중함을 깨닫게 되었다고 말했다.

환자는 의사를 보고 의사는 모니터를 본다

그가 자신의 삶을 연장시킬 수 있었던 것은 자신의 목숨을 타인의 손에만 맡기지 않고 스스로 암에 대한 공부를 게을리하지 않은 덕분이라 할 수 있다. 세상에는 수많은 의사가 있으며, 그들은 각자 나름대로 소신과 경험을 바탕으로 환자들의 병을 치료하고 있다.

반면에 세상에는 수많은 암 환자들도 존재한다. 의사보다 더 많은 암 환자들이 의사의 손길을 기다리고 있으며, 그들은 자기 앞의 의사가 자기만을 위해 온 정성을 다해 암을 치료해 주길 바란다. 물론, 의사들도 환자들에게 최선을 다해 진료할 것이다. 하지만 의사의 손길은 턱없이 부족하고 암 환자는 기하급수적으로 늘어나고 있다. 집안에 의사가 있다고 해도 나 하나만을 위해 치료하고 돌봐줄 병원은 없다.

내 몸에 대한 공부는 스스로 해야 한다. 암 선고를 사형선고처럼 받아들인다면, 제아무리 의술에 능한 화타 편작이 온다 해도 암을 고칠 수가 없다. 살겠다는 의지를 포기한 환자의 목숨을 제 몸인 양 보살피고 살려줄 의사는 세상 어디에도 없다.

우리는 타인의 사생활에 대해 아는 것의 절반만큼도 우리 몸에 대해 알지 못한다. 우리 몸이 어떻게 움직이고 숨을 쉬며 살아가는지, 우리 몸의 피와 살을 이루고 있는 것은 무엇이며 암은 어떻게 찾아오는지 관심조차 없다. 내가 내 몸에 관심이 없는데, 의사라고 한들 모니터에 나온 내 몸의 사진을 들여다보는 것 이외에 달리 할 일이 있겠는가?

어느 날 갑자기 암이 찾아온 것 같지만, 사실 우리 몸에 이상 현상들이 나타나기까지 암세포는 오랜 시간 침묵하며 분열을 거듭해 왔을 것이다. 잘못된 식습관이며 생활습관, 수많은 오염물질과 농약에 절은 음식을 먹고도 건강을 위한 노력 없이 살아온 대가가 암인 것이다. 암이란, 오랜 시간에 걸쳐 내 몸의 면역체계가 조금씩 허물어지다 어느 날 한꺼번에 무너져 생긴 질병이다. 마치 강둑에 생긴 아주 작은 균열이 오랜 시간 뒤 둑의 붕괴를 가져오듯이 말이다.

암에 걸려 짜증이 난 것이라고?
아니, 짜증을 내니 암에 걸린 거지!

쌀쌀한 가을이었다. 60대 초반인 듯 조금은 늙어 보이고 또 어딘가 모르게 힘들어 보이는 표정의 부부가 암 환자를 위한 힐링 프로그램에 참가했다. 남편은 위암 환자였는데 얼굴이 무척이나 어두웠다. 어쩌다 내뱉는 말 한마디와 불만 가득한 눈빛이 누가 건드리기만 해도 금방 터질 것 같은 느낌을 발산했다.

첫날은 그런대로 부부가 함께 자리에 앉아 강의를 듣거나 밥을 먹곤 했는데 이튿날부터 남편의 모습이 보이지 않았다. 피곤해서 쉬겠거니 생각했는데, 그것은 착각이었다. 절절매며 통화를 하는 아주머니를 본 순간 다른 이유가 있다는 것을 짐작할 수 있었다.

"OO 아버지, 여기 선생님 말씀이 너무 좋아요. 잠깐만 와서 들어봐요, 네?"

암과 싸우지 말라는 요지의 강연이었는데, 남편이 듣게 할 요량으로 사정사정하며 통화를 하고 있었던 것이다.

그때, 남편은 숙소에 있었다. 숙소라고 해봐야 걸어서 채 5분도 안 되는 거리였다. 첫날 이후, 남편은 방에서 거의 나오질 않았다. 아내가 매 끼니 밥을 식판에 담아 방으로 대령했다. 자기소개를 하는 자리에서도 남편은 아내에게 너나 하라며 짜증을 냈다. 아주머니는 마치 자기가 죄를 지은 것처럼 다른 사람들에게 연신 머리를 조아리며 사과했다.

"이 분이 많아 아파서 그래요."

이후에도 몇 차례 부부를 볼 수 있었는데, 남편은 늘 얼굴을 찡그린 채로 아내에게 화를 냈으며 아주머니는 금방이라도 울음이 터질 것만 같은 표정으로 남편을 달래곤 했다.

혹시, 암에 걸려 짜증이 난 것이라기보다는 짜증 때문에 암에 걸린 건 아닐까 하는 생각이 들었다. 저토록 짜증으로 충만한 성격이라면, 암에 안 걸리는 게 오히려 이상한 것이다. 물론, 암에 걸리면 정신적으로 두렵기도 하거니와 암이 진행될수록 육체적 고통도 강도를 더할 테니 분명 짜증이 날 것이다. 그렇다고 해서 암에 걸린 게 무슨 벼슬이라도 되는 것처럼 제 식구를 잡아먹을 듯이 대하는 것은 가족들에게 고통을 전염시키는 것과도 같은 행동이며, 환자 본인의 치료에도 전혀 도움이 되질 않는다. 몸과 마음이 짜증으로 가득 차 있는데 아무리 좋은 약을 먹는다 한들 암이 나을 리가 있겠는가?

화를 내야 하는 쪽은 혹사당한 몸이다

어느 날 갑자기 암이 찾아온 것 같지만, 사실 우리 몸에 이상 현상들이 나타나기까지 암세포는 오랜 시간 침묵하며 분열을 거듭해 왔을 것이다. 잘못된 식습관이며 생활습관, 수많은 오염물질과 농약에 절은 음식을 먹고도 건강을 위한 노력 없이 살아온 대가가 암인 것이다.

또한, 너 죽고 나 살자는 식의 경쟁사회에서 살아남기 위해 우리 몸은 또 얼마나 많은 분노와 소외를 겪었을 것인가. 그 화를 삭이기 위해 얼마나 많은 고통을 억지로 참았을 것이며, 고통을 달래기 위해 얼마나 많은 술과 담배로 몸을 혹사시켰을 것인가.

암이란, 이렇듯 오랜 시간에 걸쳐 내 몸의 면역체계가 조금씩 허물어지다 어느 날 한꺼번에 무너지면서 생긴 질병이다. 마치, 강둑에 생긴 아주 작은 균열이 오랜 시간 뒤 둑의 붕괴를 가져오듯이 말이다.

전문가들은 현대의학의 검진 기술, 즉 CT(전산화 단층촬영)나 MRI(자기공명영상), PET(양전자 단층촬영)로 발견할 수 있는 종양의 크기가 0.5~1cm 정도인데, 이 정도까지 암이 커지려면 최소한 10년 이상 몸의 면역체계가 점진적으로 무너진 것이라고 말한다.

물론, 유전적 소인이나 다량의 방사능 피폭과 화공약독의 과다 흡

입 등 정도가 다른 상황들도 있을 수 있겠지만, 일반적인 경우 면역 체계가 무너진 상태가 오랜 시간 진행되었다고 보면 된다.

몇 해 전의 일이니, 지금까지 그분이 생존해 있는지는 알 수 없으나, 그때 받은 느낌으로는 그다지 오래 살 것 같지는 않았다. 암으로 인한 건강 악화는 둘째 치고, 화를 낼 때마다 그의 잔여 수명이 줄어드는 게 눈에 보일 정도였으니까. 병 수발과 짜증, 모욕적 언사까지 견뎌가며 남편의 곁을 지키던 그 아주머니는 무슨 죄란 말인가?

우리 몸은 60조 개의 세포로 이루어져 있다. 당신이 화를 한 번 낼 때마다 몇 개의 세포가 죽거나 돌연변이로 변하는지 생각해보라. 적지 않은 세포들이 화를 낼 때마다 괴사하거나 돌연변이가 될 것이다. 그것들이 암이라는 이름으로 나타나 어느 순간 나의 생명을 위협하는 치명적인 원인이 될 수도 있다. 더군다나 이미 암세포가 몸 안에 있는데 자꾸 화를 낸다고? 그것은 섶을 지고 불길에 뛰어드는 행위와 다를 게 없다.

암 때문에 짜증이 난 것이라기보다, 짜증이 암을 점점 키우고 있는 것은 아닌지 곰곰이 생각해 볼 필요가 있다.

남편은 암에 대해 공부했다. 지난 20년 동안 책 한 권 제대로 읽지 않은 그였지만, 책을 읽으며 아내를 위해 할 수 있는 방법을 고민하기 시작했다. 유방암에 대해 아는 게 하나도 없었다. 병원에서 수술하라고 하니까 수술을 했고, 항암제를 맞으라 하니까 맞았을 뿐이었다. 남편은 중요한 사실들을 깨닫기 시작했다. 밥도 못 먹는 것은 물론 구토에 머리카락이 빠질 정도로 항암제의 독성이 강하다는 것. 항암제가 암세포만 가려내 죽이는 게 아니라 정상 세포까지 한꺼번에 치명상을 입힌다는 것. 암 때문에 죽는 게 아니라 항암제 때문에 죽을 수도 있다는 것을.

유방암 아내 살리려 섬으로 간 남편

암이 찾아왔을 때, 암에 걸린 사람들이 병원에 가서 진단받고 수술 및 항암치료 여부를 판단하는 것을 제외하고 가장 많이 신경 쓰는 것은 무엇일까?

진단과 치료를 제외한, 지속적인 건강관리를 위해서 가장 많은 시간을 할애하며 고민하는 내용은 '계속해서 지금 사는 곳에서 살아야 하는가' 혹은 '물 맑고 공기 좋은 곳을 찾아 떠날 것인가' 하는 문제이다.

이것은 자신의 거주 환경이나 주변 여건이 일정 부문 암 발생에 영향을 끼쳤다는 것을 인정하는 것이거니와, 꼭 그러한 이유 때문은 아니더라도 청정한 곳에서 기거하는 것이 병 치료에 도움이 된다는 것을 이미 알고 있다는 것을 의미한다.

그럼에도 불구하고, 어쩔 수 없는 '현실' 이 우리의 발목을 잡는다.

직장을 그만둘 수도 없는 형편인데 어떻게 도시를 떠난단 말인가? 병원도 집 앞이고 가족들 생활 근거지 또한 도시인데, 어떻게 아파트 생활을 정리하고 산속으로 들어가란 말인가? 아내가 챙겨주지 않으면 무엇 하나 제대로 할 수가 없는데, 어떻게 나 혼자 아무 연고도 없는 시골에 들어가 살라는 것인가?

사정은 다양하다. 하지만 이 모든 이유는 본인의 암 치유에 아무런 도움이 되질 않는다. 조금 극단적인 표현을 쓰자면, 나 죽으면 세상은 끝이다. 잠시 삶의 터전을 옮겨 건강을 되찾을 수만 있다면, 무슨 수를 써서라도 그것을 실천해야 한다. 죽은 뒤의 찬사가 아무리 빛난다 한들, 죽음 뒤의 위로가 아무리 따뜻하다 한들 살아 있을 때의 찬밥 한 덩이만도 못한 것이 아니겠는가.

치료보다 예방 위한 생활이 중요

병의 치료를 위해 거처를 옮기는 것은 그나마 다행스러운 일이지만, 다소 늦은 감이 없지 않다. 궁극적으로, 치료를 위한 이주(移住) 이전에 예방을 위한 이주를 해야 한다.

중국 수 · 당나라 때 손사막이란 명의가 있었다. 그는 '병이 생기지 않았을 때 미리 예방하고 치료하는 것이 상의(上醫)요, 병이 막 생기려고 할 때 손을 쓰는 자가 중의(中醫) 즉 중간 정도의 의사요, 이미 병이 퍼졌을 때 비로소 고치려 드는 것이 하의(下醫)' 라고 했다.

치유뿐만 아니라 예방 차원에서도 손사막의 말은 의미하는 바가 크다. 제 건강을 돌보는 일인데, 의사든 아니든 무슨 상관이 있겠는가. 스스로 자기 건강을 돌봄에 있어 일상생활 속에서도 상의가 지닌 자세만 견지한다면 충분히 암을 예방할 수 있다. 제 몸의 건강을 돌보는데 있어서는 자기 자신이 최고의 의사라는 것을 말해 주고 있는 것이다.

최근 갑상선암 발병률이 높은 것을 두고 과잉 진료 시비가 끊이질 않고 있다. 과잉 진료, 맞다. 그런데 과잉 진료만이 갑상선암의 발생을 높인 것일까?

2014년 9월에 내려진 법원의 판결이 어떤 실마리가 될 수도 있을 것 같다. 원전 주변 지역에 살다가 갑상선암에 걸린 40대 주부에 대해 원전 측이 위자료를 지급해야 한다는 판결이 나왔는데, 이 판결은 주민의 암 발병과 원전의 인과관계를 인정한 첫 사례에 해당한다.

부산 동부지원은 고리원자력발전소에 인접한 부산 기장군 장안읍에 사는 박 모(48 · 여) 씨가 제기한 손해배상 청구소송에서 "박 씨의 갑상선암 발병에 원전 책임이 일부 인정된다"며 "한국수력원자력은 1500만 원의 위자료를 지급하라"고 판결했다. 재판부는 판결문에서 "박 씨가 원전 6기가 있는 고리원전으로부터 10㎞ 안팎에서 20년 가까이 살면서 방사선에 노출되는 바람에 갑상선암 진단을 받은 것으로 보이는 만큼 피고가 손해를 배상할 책임이 있다"고 판시했다. 이어 "고리원전에서 방출한 방사선이 기준치(연간 0.25~1mSv) 이하이지만 국민 건강을 해치지 않도록 최소한으로 정한 이 기준이 절대적으로 안전을 담보할 수 있다고 단정할 수 없다"고 지적했다.

어떤 사안을 판단할 때, 국가의 이익에 부합하는 가장 완고한 자세를 취하는 대표적인 기관이 법원이다. 완곡하게 사실을 적시했음에도 저 정도의 표현이라면 실제적으로는 더욱 많은 피해가 있었다는 것을 미루어 짐작할 수 있다.

법원 판결이 갖는 의미를 단순한 보상 문제에 두기보다는 주민의 이주에 초점을 맞춰 생각해야 한다. 물론, 원전 문제를 법원이 상징적으로 인정했다는데 의미가 있다는 것을 모르는 바 아니다. 그러나 환자 개인의 입장을 두고 볼 때, 건강을 잃어버린 후 지루한 소송을 통해 배상받은 위로금 1,500만 원은 암 치료에 그다지 도움이 되질 않는다.

원전에서 나오는 방사선 때문에 암이 발생했다는 법원의 판결을 보고도 계속해서 원전 주변에서 살아가겠다는 사람은 암이 와도 달게 받겠다는 작정을 했거나, 자신은 암에 걸리지 않을 자신이 있다고 생각하는 부류의 사람일 것이다. 수십 년 살아온 생활의 터전을 옮기는 게 쉽진 않을 것이며, 더군다나 원전 주변에 사는 사람들이 대개 노인들이기에 이러한 문제의 심각성을 잘 느끼지 못하는 경우가 많을 것이다.

타 지역보다 암 발생률이 높다는 것은 분명히 이유가 있다. 공기 좋고 물 맑은 곳을 찾아다녀도 암이 쉽게 낫는다는 보장을 할 수 없는데, 굳이 인체에 유해한 요소들이 모여 있는 곳에 살면서 명을 재촉할 필요는 없는 것이다. 아무리 나이가 들었다고 해도 아프면 본인 고생이요, 결국 자식들 부담으로 남는 것이 아니겠는가.

유방암 아내 위해 섬으로 간 남편

지금은 50대 중반인 그녀가 몸에 이상을 느낀 것은 39살 때였다. 유방암이었고, 겨드랑이 임파선까지 종양이 전이되었다고 했다. 수술을 받았고, 7일 간격으로 항암제를 투여했다. 항암제 투여 후 백혈구 수치가 떨어져 백신을 2차례 맞았고, 다시 방사선을 15일간 쬐었다. 취재차 만났을 때, 그녀는 병원에서 6개월간 항암제를 복용하라고 해서 2개월째 항암제를 복용하던 중이었다.

항암제 부작용으로 음식 섭취를 제대로 하지 못하는 것은 물론이려니와 갈수록 야위어만 가는 아내 때문에 남편은 얼굴에 수심이 가득했다. 그러던 중 남편은 아내가 입원해 있던 병원에서 우연히 항암치료를 받던 암 환자의 죽음을 보게 된다. 집으로 돌아온 남편은 아내의 눈치를 살피며 자신의 생각을 말했다. 우선, 항암치료가 당신의 몸을 더욱 망가뜨리고 있는 것 같으니, 독성이 없으면서 항암제를 대신할 수 있는 치료 방법을 찾아 시도하자고 말했다. 아내는 듣기만 했다. 또한 도시에서의 생활은 암 치유에 크게 도움이 될 것 같지 않으니 시골로 내려가자고 아내를 설득했다. 평소 빈말을 하는 사람이 아니었기에, 아내는 남편의 뜻에 순순히 따르기로 했다.

그날 이후, 남편은 암에 대해 공부했다. 지난 20년 동안 책 한 권 제대로 읽지 않은 그였지만, 책을 읽으며 아내를 위해 할 수 있는 방법을 고민하기 시작했다. 솔직히, 그전까지는 아내의 건강을 빼앗아 간 유방암에 대해 아는 게 하나도 없었다. 그냥, 병원에서 수술하라고 하니까 수술을 했고, 항암제를 맞으라고 하니까 맞았을 뿐이었다.

남편은 공부를 하며 중요한 사실들을 깨닫기 시작했다. 가령, 밥도 못 먹는 것은 물론 구토에 머리카락까지 빠질 정도로 항암제의 독성이 강하다는 것. 그리고 항암제가 암세포만 가려내 죽이는 게 아니라 정상 세포까지 한꺼번에 치명상을 입힌다는 것과 암세포 때문에 죽는 게 아니라 잘못하다간 항암제 때문에 죽을 수도 있다는 사실을 알게 되었다.

남편은 아내의 자가 면역력을 키워 더 이상 암세포들이 자라는 것을 막는 것 외에는 달리 방도가 없다고 확신하게 되었다. 면역력을 높이는 방법을 연구했고, 도시보다는 시골이 면역력을 높이는데 필요한 여러 가지 조건을 충족시킬 수 있다는 결론을 내리게 된다.

당시 남편은 전남 지역의 한전(韓電) 기술직이었는데, 다행스럽게도 근무지를 순회하며 일을 할 수 있었다. 결정을 바로 실행에 옮기기로 한 남편은 바로 도서(島嶼) 지역으로 전근 신청을 한다. 아내의 병 치료를 위해 다들 근무하기를 꺼리는 외딴 섬으로 들어가겠다고 결정한 것이다.

아내 역시 남편의 결정에 동의한 것은 물론이고, 쉽지 않은 결정을 내려준 남편이 그저 고마울 뿐이었다. 부부는 청정한 섬에 들어가 면역력을 키워주는 오리와 갖가지 약초를 직접 길러 약으로 썼다. 남편은 계속해서 근무지를 섬 혹은, 교통이 다소 불편하더라도 공기가 맑은 곳을 택했다.

20여 년이 지난 지금까지 그녀는 건강하게 살고 있으며, 남편은 한전을 퇴사한 이후 아내와 함께 전남 담양 숲 속에서 오리를 기르며 건강하게 살아가고 있다.

착해서 다른 사람 몫까지 일을 했을 것이고, 착했기 때문에 누군가 험담을 해도 속으로 삭이며 화난 감정을 억눌렀을 것이다. 또한 착하다는 말을 듣고 살았기 때문에 계속 그렇게 살아야 한다는 강박 관념이 마음속에 자리하고 있었을 것이다. 그런 상태가 지속되는 가운데 면역력이 약해지면 세포 스스로 돌연변이로 변하거나, 아니면 바이러스 등 외부 요인에 의해서 암이 생기기도 한다.

암은 선악을 가리지 않는다

"정말 착하게 살았는데, 그 많은 사람 중에 왜 하필 내가 암에 걸렸는지 모르겠습니다."

30대 중반의 증권사 직원이었던 그는 폐암 말기였다. 약간 수척해 보였을 뿐, 처음엔 암 환자라는 느낌이 별로 들지 않았다. 그러나 그와 이야기를 나누자마자 그가 깊은 병에 들었다는 걸 알 수 있었다. 말을 꺼낼 때 기침이 한 번 터지면 도무지 멈출 줄 몰랐다. 앞에 서 있는 게 미안할 정도로, 폐와 기관지를 몸 밖으로 꺼내기라도 하려는 듯 기침은 그를 그 자리에 주저앉게 만들어버리곤 했다. 겨우 기침이 멈춘 그의 눈엔 그렁그렁 눈물이 고여 있었다.

한 해 전 건강검진에서도 아무 이상이 없었던 그였다. 검진에서 흔히 쓰이는 흉부 X선 검사에서도 문제가 발견되지 않았으며, 몸에도 별 다른 증상이 나타나지 않았다. 그러던 중, 6개월 전부터 자꾸 기침이 나오거나 몸이 피곤해지고 혈담(血痰)이 나와 혹시나 하는 마음에 직장 근처 병원을 찾았다. 의사는 아무래도 폐에 이상이 있는 것 같은데, 소견서를 써 줄 테니 큰 병원으로 가서 검진을 받아 볼 것을 권하더란다.

처음엔 믿고 싶지 않았다. 건강검진을 받은 지 불과 1년도 안 됐는데 갑자기 몸에 문제가 생기다니, 앞이 캄캄했다. 소견서를 들고 찾아간 종합병원에서 검사를 받았는데, 역시나 암이었다. 그것도 폐암 말기였다. 그는 정말 억울했다.

"일 년 전에도 멀쩡했는데, 갑자기 암 말기라니……."

암은 조기 발견하면 치유가 가능하다고 말하는데, 일반적으로 종양 크기가 1cm 내외가 되어야 관찰이 된다. 이 상태를 1기 암이라고 하며, 1기 암의 세포 수는 약 10억 개 정도다. 10억 개의 세포에 이상이 생긴 것인데, 그것이 어떻게 암이 발생한 곳의 국부적인 문제일 뿐인가? 하물며 발견하자마자 말기 암 진단을 받는 경우는 어떻게 이해해야 하는가? 그것도 나이 30대요, 전에 이렇다 할 병력도 없던 사람이고, 자기가 생각해도 정말 착하게만 살아왔는데 왜 이런 불행한 일이 생긴 것일까? 혹시, 너무 착하게만 살아온 탓에 암에 걸린 것은 아닐까?

현대의학이 발달했다고 해도 아직 암의 원인이 명확하게 규명된 것은 없다. 이것은 곧 암은 복합적인 요인에 의해 생겨난다는 것을 말하는 것이다. 물론 유전적 소인이 강하게 작용할 수도 있다. 병원 검진 시 가족 병력을 묻는 것도 다 이러한 이유 때문이다.

하지만 그것이 암의 전부라고 말할 수는 없다. 여러 가지 주변 환경과 심리적 요인 또한 암이 생기는데 일조를 한다. 심리적 요인은 쉽게 말해서 울화병이라고 생각하면 된다. 속이 답답해서 생기는 병인데, 화를 내거나 스트레스를 받으면 배가 아프거나 두통이 오는 사람이 있다. 흔히 신경성이라고 말하는 이러한 증상들은 심리 상태에 따라서 우리 몸이 어떻게 반응하는가를 보여주고 있다.

암 앞에서는 이기적일 필요가 있다

착하게 산다는 것은 무엇을 말하는가? 어떻게 해석하느냐에 따라 다르겠지만, 이 말은 아주 좋은 의미임에도 불구하고, 사실은 그에 못지않게 부정적인 의미도 내포하고 있다.

그는 착했으므로 다른 사람 몫까지 쉬지 않고 일을 했을 것이고, 착했기 때문에 누군가 자기 험담을 해도 속으로만 삭이며 화가 난 감정을 억눌렀을 것이다. 또한 착하다는 말을 듣고 살았기 때문에 계속 그렇게 살아야 한다는 강박 관념 같은 것이 마음속에 자리하고 있었을 것이다. 그런 상태가 오랜 시간 지속되는 가운데 어떤 이유로 인해 면역력이 약해지면 세포 스스로 돌연변이로 변하거나, 아니면 바이러스 등 외부 요인에 의해서 암이 생기게 되는 것이다.

건강을 지키기 위해서는 이기적일 필요가 있다. 될 수 있으면 화학 조미료나 농약 덜 친 음식을 찾아 가려먹는 인내가 필요하고, 아무리 술 권하는 사회일지라도 자신에게 연거푸 돌아오는 술잔을 사양할 줄도 알아야 한다. 이기적이라는 소리를 듣더라도 운동을 위해 퇴근 시간을 정확하게 지키는 배짱도 때론 필요한 것이다. 사실, 이와 같은 행동은 착하다는 의미의 반대편에 서 있는 행동들이다. 남들에게 피해만 주지 않는다면, 법을 어기지만 않는다면, 무엇보다 자기 자신의 건강을 위해서라면 굳이 착하다는 말을 듣지 않아도 된다.

그가 만약 폐암 초기 판정을 받았다고 한들 크게 달라질 건 없었을 것이다. 더군다나 폐는 암이 생겼다고 해서 잘라내기도 어렵거니와, 발견되었을 때는 이미 상당 부분 암이 진행된 경우가 적지 않다. 시간을 돌이킬 수는 없다. 힘들겠지만, 현실을 있는 그대로 받아들이는 것이 치료의 시작이다. 누구든 이런 경우와 맞닥뜨릴 수 있기 때문에, 이 글이 비록 암 환자에 관한 경험담일지라도 건강한 사람들 역시 새겨들을 필요가 있는 것이다.

짐작했겠지만, 폐암 말기 30대 증권사 직원은 3개월 후 세상을 떠났다. 그와 함께 있는 며칠 동안 나는 가장 걸음이 느린 그를 위해 산책길에서 맨 뒤에 서곤 했는데, 소나무 옆구리에 손을 대고 기대어 한참 동안 기침을 하던 그가 억울하다는 표정으로 내게 한 말을 아직도 기억하고 있다.

"내가 왜 암에 걸려 죽어야 하는지, 이해할 수가 없어요."

그렇다. 당신의 삶이 그러하듯, 암은 이해할 수 없는 것이다.

어차피 암이 나에게 왔다면 암 또한 몸의 일부이므로 때려잡을 생각만 하기보다는 왜 그들이 나에게 왔는가를 생각해야 한다. 그리고 너무 빨리 포기하지 말 것이며, 누군가 내 목숨을 구해줄 것이라고 생각하지도 말아야 한다. 왜, 하나뿐인 목숨을 남의 손에 맡기려 하는가? 같은 약을 먹더라도 누군 살고 누군 죽을 수밖에 없는 이유가 분명히 있다.

같은 약을 먹었는데 누군 살고 누군 죽고…

물이라고 다 같은 물이 아니고 사람이라고 해서 다 같은 사람이 아니듯, 병을 치유하기 위해 먹는 약 또한 모든 사람에게 동일하게 효과가 나타나는 것은 아니다. 아무리 같은 재료와 같은 비율로 약을 지었다 하더라도 사람에 따라 그 치유 정도나 효과가 다르게 나타나기 일쑤다. 주된 이유는 사람마다 체질이 다르기 때문이다. 그러나 약효가 나타나는데 있어 체질 못지않게 중요한 게 바로 약을 대하는 사람의 마음자세이다.

오래 전, 속세를 떠난 유명한 의학자에게 폐암 환자 2명이 찾아왔다. 물론, 같은 날 한시에 찾아온 것은 아니고 비슷한 시기에 찾아와 치료 방도를 구하고자 했다. 암의 진행 정도 또한 두 사람이 비슷했다고 한다. 당시 약 화제(和劑)를 받아 적어주던 사람에게 들은 이야기인데, 두 사람 모두 같은 약재를 처방 받았으며, 약의 복용법 또한 다르지 않았다고 한다.

한 사람은 40대 초반의 직장인이었다. 어려운 형편은 아니었지만, 그렇다고 돈 걱정 없이 암 치료만 생각할 처지도 못 되었다. 어린 자식들이 있었으며, 아내는 집안일만 챙겼기에 혼자 벌어 먹고 사는 빠듯한 살림이었다. 지금보다도 암 검진 장비가 발달하지 않았던 시기에 폐암 판정을 받았으니, 이미 암세포가 곳곳에 전이된 상태였다는 것을 어렵지 않게 추측할 수 있다.

"치료비가 한두 푼이 아닌데, 나 하나 때문에 식구들 모두 거리에 나앉게 생겼구나."

그는 매일매일 절망에 빠져 탄식하며 시간을 보냈고, 그날도 아내의 손에 억지로 이끌려오다시피 해서 약을 지어갔다.

다른 한 사람은 50대 초반의 중소기업 사장이었다. 배드민턴 라켓을 제작하는 회사의 오너였는데, 자신의 집안은 물론이려니와 10여 명의 직원과 그 가족들 생계까지 책임을 져야 할 입장이었다. 그래도 그는 낙담하지 않았다. 본인이 정말 절실하게 원하면 암 또한 말을 들어줄 것이라고 생각했다. 그 역시 40대 가장과 같은 처방을 받아 약을 지었다.

그런데 그날 이후 끼니때만 되면 사장실 문이 안에서 잠기는 것이 아닌가. 사장의 폐암 판정 이후 가뜩이나 심란한 직원들은 혹시나 체념한 사장이 목숨을 포기하지나 않을까 걱정이 되어 문 틈새로 몰래 사장실 안을 들여다보았다. 방 안에서는 이상한 일이 벌어지고 있었다. 사장이 약을 꺼내 컵에 따른 후 책상 위에 올려놓고는 약을 향해 큰절을 하고 있는 것이 아닌가. 사장은 마치 술잔을 올리고 제사를 지내듯 경건하게 약이 담긴 컵을 향해 삼 배를 하고 난 후 약을 복용했다.

직원들은 몰래 훔쳐 볼 수밖에 없었던 자초지종을 얘기한 후 약을 향해 절을 한 이유를 그에게 물었다. 그가 대답했다.

"저 잔에 담긴 것이 내 몸 안으로 들어가 나를 살려줄 약인데, 내가 약을 향해 고맙다는 절을 하지 못할 이유가 없지 않은가. 그런데 사장이 돼가지고서 약을 향해 절을 하면 그 연유를 모르는 자네들이 날 어떻게 생각하겠는가?"

직원들은 더 이상 아무 말도 할 수 없었다.

이미 두 사람의 결과를 짐작했을 것이다. 절망과 탄식 속에서 억지로 약을 삼킨 전자의 40대 직장인은 결국 오래 살지 못했고, 약을 향해 절을 하며 감사의 마음을 표현하고 믿음을 다진 후자의 중소기업 사장은 암이 치유되었다고 한다.

너무나도 뻔한 스토리이지만, 이토록 뻔한 것조차 체념과 절망과 체면 때문에 제대로 실천하지 못하고 사는 게 우리네 현실이다. 암을 대하는 방법은 의외로 간단하다. 살고 싶다면 무엇이든 스스로 결정할 줄 알아야 한다. 그리고 그 결정한 것을 스스로 믿고 실천해야 한다. 내가 포기한 목숨은 아무리 천하의 명의가 온다 해도 살릴 수 없는 것이다.

낫겠다는 절실한 의지가 병을 고친다

어느 집에 암 환자가 생기면 그 집안은 풍비박산이 난다. 의료보험제도가 비교적 잘 되어 있는 상황인데도 암 치료 관련 비용이 워낙 고가이기 때문에 의료보험만으로는 비용이 충당되질 않는다. 현실이 이렇다보니 웬만한 사람치고 암 보험이나 암 치료와 관련된 종합보험 하나 가입하지 않은 사람이 없을 것이다.

정말 암 보험만 있으면 아무 걱정 안하고 살아도 되는 것일까? 보험사 광고처럼 생각하지도 묻지도 따지지도 말고 일단 가입만 하면 암으로부터 안전하게 내 몸을 보호할 수 있는 것일까?

물론, 암을 치료할 수만 있다면 비용이 얼마가 들더라도 치료를 하는 게 맞고, 돈이 부족하다면 빚을 얻어서라도 고치면 된다. 돈이야 암을 고치고 나서 다시 벌어 갚으면 되는 것이니까. 머리숱이 빠지고 입안의 허물이 벗겨지는 항암치료의 고통 또한 완치의 결과만 보장된다면 몇 번인들 이겨내지 못할 이유가 없다. 그런데 현실은 그렇게 만만하지만은 않다.

아직까지 암의 원인과 관련해 확실하게 밝혀진 게 없으며, 다만 추측만 할 뿐이다. 뿐만 아니라 의료자본이 영리 추구에만 신경 쓰고 있는 까닭에 암 진단 및 치료비용은 갈수록 증가되고 있는 추세다.

돈이 많다고 해서 무병장수하는 건 아니다. 이것은 중병을 앓고 있는 재벌들의 경우만 살펴봐도 알 수 있다. 어차피 암이 나에게 왔다면 암 또한 몸의 일부이므로 때려잡을 생각만 하기보다는 암과 대화하며 왜 그들이 나에게 왔는가를 생각해야 한다. 그리고 너무 빨리 포기하지 말 것이며, 누군가 내 목숨을 구해줄 것이라고 생각하지도 말아야 한다. 왜, 하나뿐인 목숨을 남의 손에 맡기려 하는가? 같은 약을 먹더라도 누군 살고 누군 죽을 수밖에 없는 이유가 분명히 있다.

남편과 다툼이 잦았고, 그럴 때마다 숨쉬기가 곤란할 정도로 스트레스를 받았다. 어떤 날엔 머리카락이 한 움큼씩 빠지기도 했다. 남편과 얼굴을 마주한다는 것 자체가 커다란 고통이었다. 억울하다는 생각에 주먹을 쥐고 자해하듯 가슴을 치기도 했는데, 아마도 그 때문에 유방에 멍울이 생긴 게 아닐까 싶을 정도로 자학이 잦았다. 남편은 그런 아내의 행동을 이해하지 못했다. 유방암 판정을 받았다고 이야기할 때도 위로는커녕 알아서 하라는 식으로 대답했다. 그녀를 암보다 더 힘들게 하는 사람이 남편이었다.

암 인정하되, 항암치료 고민하라

암에 걸린 사람들은 전혀 다른 사람들이 아니다. 그들 역시 암 선고를 받기 전까지는 나와 다를 바 없이 밥을 먹고 일을 하거나 일상적인 생활을 하며, 한편으론 건강에 대한 관심 또한 높았던 사람들이다. 그런데 어느 날 갑자기, 도둑처럼 그들에게 암이 찾아온 것이다.

왜 건강 검진을 하지 않았느냐고 묻고 싶겠지만, 대개는 그럴 리가 없다. 나이 마흔을 넘기면 2년에 한 번 국가에서 꼬박꼬박 기본적인 검진을 받게 하거니와, 나이 들면 자식들 집보다 더 자주 찾는 곳이 동네병원의 물리치료실이 아닌가?

암 환자 100만 명 시대를 살아가면서도 우리는 대개 암은 자신과 무관한 일이라고 여긴다. 아직은 내게 벌어진 일이 아니므로, 100만 명이라는 이 엄청난 수치에 대해 아무런 느낌도 갖지 못한다.

신체에 어떤 일이 일어나고 있을 때, 수차례에서 길게는 수십 차례 병의 전조(前兆) 증상이 일어난다. 즉, 이상 징후가 생기는 것이다. 이때는 그 어떤 기계 장치로도 문제의 원인을 잡아내기가 쉽지 않다. 아니, 아무런 증상을 느끼지 못하는 경우가 더 많은 것이 사실이다. 현재 우리가 볼 수 있는 가장 작은 종양의 크기는 0.5cm에 불과하며, 이것은 세포의 최초 돌연변이로부터 최소 10년 이상 진행된 종양의 크기라고 병리학자들은 말한다.

하물며, 수많은 사람이 암에 걸려 생사의 고비를 넘나드는데도 마치 먼 나라 일인 양 그에 대한 고민 한 번 없이 지나치는 것이 우리네 일상이다. 전염병이 발생했을 때의 역학조사처럼, 특정 지역에서 암 환자가 집단적으로 발생했다면 그것은 분명히 그 지역에 암을 유발시키는 원인이 있는 것이다. 그 원인을 찾아내고 분석해 해결 방법을 강구하는 것이 국가의 일일진대, 만약 국가가 그러한 시스템을 운용할 능력이 없다면 개인이라도 관심을 갖고 그 지역을 벗어나야 한다. 살아온 터전을 옮기는 것이 죽기보다 싫다는 사람이 적지 않다. 그런데 죽을 수도 있다면, 정말로 암에 걸려 죽을 수도 있다는 생각이 든다면 판단은 바뀌어야 한다.

한발 더 나아가, 보편적으로 전체적인 암 환자 수가 증가하고 있다면 어느 특정 지역이 아닌 전반적인 생활환경 속에서 암 발생 요인을 찾아야 한다. 누구도 예외 없이 주거환경이며 먹거리, 자신의 생활습관 자체를 의심해 봐야 한다. 주변 환경은 독을 쏟아 붓고 있는데 나 혼자만 건강하게 살 수 있다고 생각하는 건 착각이다.

이러한 근본적인 문제에 대한 고민을 해본 적도 없거니와 오만할 정도로 건강에 대한 자신감이 넘쳐 흐르는 사람에게 암이 찾아왔을 때, 그들의 반응은 천편일률적이다. 처음엔 암이라는 결과를 믿을 수 없어 큰 병원 몇 군데를 찾아다니며 검사를 받다가 어느 시기 이후 분노가 폭발한다. 도대체 암에 걸릴 이유가 없다고 스스로 항변하며 억울해 하는 것인데, 이러한 분노의 시기는 길지 않아서 곧 자포자기의 심정으로 바뀐다.

물론, 암을 치료할 수 있다는 희망의 끈을 놓은 것은 아니어서 할 수 있는 모든 방법과 능력을 동원하지만 한편으로는 죽음에 대한 공포심을 떨쳐버리지 못한다. 사실, 암이라는 판정을 받는 순간 정신의 절반은 이미 죽어버렸다 해도 과언은 아닐 것이다. 그리고 자신의 몸을 의사에게 맡긴 채 수술과 항암치료를 마지막 기회로 여기며 통한의 눈물을 흘린다. 목숨을 연장한 사람들도 적지 않지만, 많은 사람들이 쓰라린 고통 속에서 삶을 마감하게 된다. 믿고 싶지 않겠지만, 이것이 현실이다.

기혼 여성 유방암 원인, 절반은 남편?

30대 후반의 여자였다. 어느 날 젖가슴을 만져보니 멍울이 잡혔다. 멍울이라니, 덜컥 겁부터 났다. 기억을 더듬어봤다. 몇 년 새 멍울이 잡힌다거나 분비물이 있다거나 한 일은 없었다. 아니, 있었는지도 모르겠으나 병을 의심할 정도로 증상이 지속되거나 그 정도가 심하지는 않았던 것 같다. 유방에 통증이 심했던 것도 아니고, 집안에 유방암 환자가 있는 것도 아니었다. 다만 남편과의 관계가 원만하지 않았다는 것 말고는 특별히 의심할 만한 일은 없었다. 결과는 유방암 2기였다.

몇 해 전 건강 검진 시 유방에 칼슘이 쌓여 굳은 석회가 보였으나 양성이므로 걱정할 정도는 아니라는 진단을 받기는 했다. 나이가 들면 생기는 증상이라기에 대수롭지 않게 여겼으며, 실제로 그것이 암으로 변했을 거라고는 생각하지 않았다.

그렇다면 원인은 한 가지, 남편과의 불화를 의심할 수밖에 없었다. 사업을 했던 남편의 경제 사정이 어려워지자 집안 분위기가 한순간에 뒤바뀌어 버렸다. 여자 문제도 끼어들었다. 다툼이 잦았고, 그럴 때마다 숨쉬기가 곤란할 정도로 스트레스를 받았다. 어떤 날엔 머리카락이 한 움큼씩 빠지기도 했다. 남편과 얼굴을 마주한다는 것 자체가 커다란 고통이었다. 억울하다는 생각에 주먹을 쥐고 자해하듯 가슴을 치기도 했는데, 아마도 그 때문에 유방에 멍울이 생긴 게 아닐까 싶을 정도로 자학이 잦았다.

남편은 아내의 행동을 이해하지 못했다. 아니, 이해하지 않았다. 자신의 처지만 힘들고 괴로울 뿐, 그 고통의 반경 안에 가족에 대한 연민 따위는 없었다. 아내가 유방암 판정을 받았다고 이야기할 때도 위로는커녕 알아서 하라는 식으로 대답할 정도였으니까.

그녀는 서러웠다. 암이라는데, 이러다 죽을지도 모르는데 남편이라는 사람은 매정하기 짝이 없었다. 아이들은 이제 겨우 초등학생과 중학생, 엄마 없으면 옷 하나 제대로 고를 줄도 몰랐다. 이럴 줄 알았으면 엄마가 없어도 살아갈 수 있도록 자립심이라도 키워줄 걸, 뒤늦게 후회했다. 어차피 부모와 자식 간이라도 언젠가는 이별을 해야 하겠지만, 그 시기가 지금은 아니라고 생각했다.

암에 걸린 사실을 알게 된 친정에서 나서는 바람에 우여곡절 끝에 수술을 끝냈다. 문제는 항암치료였다. 이미 주변 사람들을 통해 항암제의 부작용을 알고 있었던 터라, 될 수 있으면 독성이 강한 항암제는 투여받고 싶지 않았다. 잦은 구토와 몸에서 풍기는 지독한 약 냄새, 그리고 하루가 다르게 사라지는 머리숱이며 결국 민머리가 되어 모자를 쓰고 다녀야 하는 항암치료의 현실을 성당 교우의 처지를 보고 익히 알고 있었다. 수술만 받고, 항암치료 대신 대체의학적인 방법으로 암을 치유하기로 결정했다. 병원에서도 항암치료를 받아야 한다고 말했으나 그녀는 단호하게 거절했다.

문제는 또다시 남편이었다. 항암치료를 거부하는 그녀에게 죽으려고 환장했느냐는 식의 거친 표현을 써가며 욕을 해댔다. 아내를 너무나 사랑해서 한 말은 아니었다. 그녀를 암보다 더 힘들게 하는 사람이 남편이었다. 그녀는 남편은 남의 편이라고 말하며 그 당시를 떠올렸다. 항암치료 문제로 더 이상 남편과 함께 생활할 수 없었고, 그녀는 결국 집을 나와 친정에서 기거했다. 사실, 그 이전에 부부 관계는 이미 끝났다. 아이들이 눈에 밟혔지만, 아이들에게도 엄마가 살아있는 게 엄마가 세상에 없는 것보다는 나을 것으로 판단했다.

항암치료, 수술 결정보다 신중해야

그녀는 지금 수술 후 15년이 지났는데도 건강하게 살아있다. 물론, 그때 꼬맹이였던 아들과 중학생이던 딸은 어느새 대학을 졸업해 직장에 다니고 있다.

필요에 의해서라고 하지만 항암치료를 받는 것은 신중해야 한다는 것이 그녀의 입장이다. 항암제가 암세포만 죽이면 좋겠지만, 정상 세포까지 망가뜨려 자가 면역력을 더욱 악화시킨다는 게 그녀의 주장이다.

"같은 병실에 비슷한 또래의 여자가 있었는데, 그 사람은 항암치료를 지속적으로 받았지요. 그 여자는 지금 이 세상 사람이 아니에요."

그녀의 말처럼, 순간의 선택이 결과적으로 생사를 가르는 요인이 될 수 있다. 누구든 암을 앞에 두고 한 갈래 길을 선택해야 할 처지라면, 다른 건 몰라도 항암치료만큼은 신중하게 결정하라는 말을 하고 싶다.

암 환자들은 생존율에 너무 현혹되지 않는 것이 좋다. 좋은 결말이 나에게서 일어날 것이라는 긍정적인 마인드를 갖는 것은 중요하다. 하지만 그보다 더욱 중요한 것은 암 치료를 시작할 때 가졌던 마음 자세를 지켜나가는 일이다. 중간에 상태가 좋아졌다고 해도 방심하지 말고 면역력을 지속적으로 유지하는데 온 힘을 기울여야 한다. 5년 생존율에 속했든, 5년 무병 생존율에 포함됐든 간에 당신의 생존율은 죽거나 살거나 둘 중 하나라는 사실을 상기해야 한다.

암 치료는 둘 중 하나, 죽거나 살거나
생존율은 무시하라,
언제나 치료의 시작일 뿐

암 완치 판정을 받고 얼마 지나지 않아 재발하거나 유명을 달리하는 경우가 많다. 왜 그럴까? 분명 다 나았다고 했는데, 암은 왜 다시 생기는 것일까? 아니, 다시 생긴다는 말은 수정되어야 한다. 다만 발견하지 못했을 뿐, 없던 게 다시 생긴 건 아니니까.

알려진 바와 같이 암의 치료 기준은 5년 생존 여부다. 치료 후 5년만 살아남으면 완치라고 말하는 것인데, 5년 생존율을 완치라고 말하기엔 뭔가 애매하다. 광고 문구처럼, 뭔가 2% 부족한 느낌이랄까.

생존율(Survival Rate)이란, 질병 치료 후 일정 기간이 지난 시점에서 몇 명이 살아있다는 것을 백분율로 나타낸 것이다. 이를테면, 위암 환자 100명을 5년 후에 확인해보니 50명이 살아 있었다면 5년 생존율은 50%다.

암 생존율을 표현하는 지표 중에 5년 무병 생존율이란 것도 있다. 암 치료 5년 후에도 암의 증상이 없이 생존해 있는 환자의 비율을 의미하는데, 100명의 위암 환자가 암 치료를 받고 5년 후 30명이 암과 관련해 특별한 증상이 없을 경우 무병 생존율 30%라고 말한다. 이는 5년 생존율과는 조금 다른 의미인데, 5년 무병 생존율이 진정한 완치율을 의미한다고 할 수 있다.

또 5년 무진행 생존율이란 것도 있다. 암 치료 후 5년이 지나도 생존해 있는 암 환자 중에서 암이 더 이상 진행되지 않는 상태의 환자 비율을 말한다. 암이 완전히 사라지지는 않았지만, 암의 크기가 현저하게 줄어든 환자도 포함시킨다.

이러한 생존율은 사실 학문적인 의미가 크다. 암의 생존율은 해당 암의 예후를 통해 암 치료 관련 수치를 객관화 및 통계화 하는데 필요하기 때문이다. 언론에서 특정 암 생존율이 50%라고 말할 때, 이는 5년 생존율을 의미하는 것이지 암의 완치율을 말하는 것은 아니다.

암 생존율은 병원마다 그 비율이 일치할 수 없다. 병원마다 환자의 특성이 같을 수 없기 때문이다. A병원 위암 1기 생존율이 70%이고 B병원 위암 1기 생존율이 60%라고 했을 때, 얼핏 A병원의 암 치료 실력이 앞선다고 생각할 수도 있겠지만, 단순히 수치만으로 비교하는 것은 문제가 있다. 같은 1기라고 해도 환자의 성별, 다른 질병의 합병증 여부 등 변수가 많기 때문이다. 중요한 것은 5년 생존율이나 5년 무병 생존율 모두 환자보다는 의사들에게 학문적으로 중요성을 갖는 데이터라는 점이다.

환자들이 너무 생존율에만 매달리는 것도 좋은 일은 아니다. 만약 당신이 위암 1기 진단을 받고 치료 중인데 정부 발표 위암 1기 생존율이 70%라고 했을 때, 이 70%는 당신이 5년 후에 살아남을 확률이 아니다. 당신이 70%의 생존자 그룹에 속할지 30%의 사망자 그룹에 속할지는 그 누구도 알 수 없기 때문이다. 결국 암 환자에게 있어 생존율이란, 죽거나 살거나 둘 중 하나일 뿐이다. 셰익스피어가 햄릿에 적은 구절대로, 죽느냐 사느냐 이것이 문제일 뿐이다.

당신의 생존율은 죽거나 살거나 둘 중 하나

"마음 단단히 먹고 준비하셔야 할 겁니다. 길어야 3개월입니다."

의사가 환자에게 던지는 말 한마디는 약이 될 수도 있고 때론 흉기가 될 수도 있다. 매우 심각한 표정으로 준비하라는 말을 할 때, 그 앞에 앉은 환자는 심정적으로 죽어버리기 때문이다. 죽음을 준비하란 말을 듣고 평상심을 유지할 수 있는 사람은 없다.

박OO(61) 씨는 오히려 의사에게 반문했다. 내가 3개월 안에 죽지 않고 이 문을 다시 걸어 들어오면 어떻게 하겠느냐고, 설령 당장 내일 죽어 나갈 사람일지라도 그건 의사가 환자에게 할 수 있는 최선의 말은 아니라고…….

간암 선고를 받은 박 씨는 말기 암 환자들이 대개 그러하듯 남은 시간을 자신의 일생을 정리하거나, 아니면 죽음에 대한 두려움에 떨며 비관만 하다가 생을 마치고 싶진 않았다. 무엇보다도 아직 어머니가 정정하시고, 이제 겨우 세상에 나온 손자가 할아버지의 얼굴을 익히기도 전에 죽긴 싫었다. 마지막이 될 지도 모를 3개월을 항암치료에 몸을 맡기며 가족들 고생이나 시키며 고통 속에서 살다 가고 싶진 않았다.

"앉아서 죽음이 오기만을 기다릴 수는 없었습니다. 어딘가에 날 살릴 수 있는 방법이 있을 거라고 생각했지요. 그날 이후, 살고 싶다는 절박함이 나를 데리고 다녔습니다. 평소 건강 서적을 틈틈이 봐두었던 터라, 암 진단을 받자마자 암에 관한 책들을 다시 꺼내 읽었지요."

자신을 살릴 수 있는 방법이 면역요법이란 걸 알게 된 그는 항암치료를 거부했다. 주변에서는 의사에게 매달려도 살까 말까 한 사람이 병원 갈 생각은 하지 않고 앉아서 책만 읽는다며 그를 책망하기도 했다.

차를 몰고 자신의 분재농장에 다녀오다 협심증으로 쓰러진 그는 심장 처치를 받던 도중 CT 촬영을 통해 간암 말기라는 사실을 알게 되었다. 그때 충격으로 입과 눈의 근육이 마비되는 구안와사까지 찾아왔다. 하지만 그는 초연했다. 그가 죽음을 목전에 두고도 의연할 수 있었던 까닭은 영화배우로 시작해 이후 28년간 고집스레 자리를 지켜온 방송국 프로듀서 기질, 즉 남다른 의지력이 있었기 때문이었다.

방송국 생활을 하면서 하루 담배 세 갑은 기본이었고, 술도 앉은자리에서 양주 소주 두세 병은 거뜬했다. PD 시절엔 4년 동안 쉬지 않고 야근을 하기도 했다. 일에 미쳐 생활한 건데, 아마도 이런 무절제한 생활이 병의 화근이 된 게 아닌가 싶다고 했다.

장년기부터 그의 몸속에 잠복해 있던 B형 간염, 잦은 음주와 과로, 그리고 방송국 PD 시절의 불규칙한 생활들……. 사실 그의 병은 어느 정도 예견돼 있었다 해도 과언은 아니었다.

그는 젊은 시절을 일에 미쳐서 보냈다. 60년대의 기억될 만한 영화인 '창살 없는 감옥', '동굴 속의 애욕' 등 굵직한 영화에 주연급으로 열연하는 등 내재된 끼를 마음껏 발산하기도 했다. 그러나 영화판에 대한 회의와 보수적인 집안 분위기에 부딪힌 그는 62년 대종상 신인 후보로까지 거론됐던, 그야말로 촉망받던 연기자였지만 영화계를 과감히 박차고 나와 방송국 PD가 되었다. 이후 오직 일에 대한 열정 하나로 살아온 그였지만, 인생의 화려함 뒤에는 언제나 슬픔과 아픔이 뒤따른다는 이치를 결국 노년에 찾아온 병을 통해 깨우치게 되었다.

그의 좌우명은 '젊어서는 건강을 지키고 늙어서는 명예를 지키자'였다. 그러나 이미 젊은 시절은 지나갔고, 젊은 시절 혹사당했던 몸은 늙어서 그의 명예마저 앗아가 버릴 형편에까지 이르렀다. 그렇다고 이제 와서 후회한들 소용없는 일, 그는 힘을 다해 면역요법을 통한 회생의 방법을 모색했다. PD 시절 알게 된 미국 암센터 부원장이 언젠가 그에게 암 치료 시 항암제를 맞지 말고, 될 수 있으면 세상 욕심 버리고 한적한 산속으로 들어가 몸을 다스리라고 한 말이 생각났다. 그는 무기력하게 항암 치료에 매달리기보다는 흙을 만지며 사는 것이 치료에 도움이 된다는 생각을 하게 되었다.

자신의 확신에 속지는 마라

그는 농장에 기거하면서 직접 산나물을 캐고 채소 등을 길러 먹으며 생활했다. 면역력과 관련된 책을 읽으며 실천했고, 경험상 미약한 것은 주변 사람들에게서 배웠다. 그는 짧은 시간에 참으로 많은 것을 터득할 수 있었고, 몸은 몰라보게 좋아졌다.

처음, 병원에서 암세포에 공급되는 영양분을 차단시키는 색전술도 시행해봤지만 고통만 심해 그만두고 말았다. 그런데 식이요법으로 몇 달 몸을 다스린 후 병원을 찾았을 때, 담당 의사는 놀란 기색으로 말을 했다.

"정말 의지력이 대단하십니다."

간에 생겼던 종양 덩어리가 거의 없어지고 2개 정도만 식별되었다. 그는 3개월 시한부 선고를 받던 그날을 떠올렸고, 식이요법을 통해 몸이 이렇게 좋아진 것이라고 큰 소리로 말해주고 싶었지만 애써 참았다. 어차피 의사에게 얘기해 봐야 믿지 않을 테니까. 몇 달 뒤 그는 서울대병원에서 CT 촬영을 통해 종양이 모두 없어졌다는, 거짓말 같은 판정을 받는다. 기적처럼, 1년 만에 암세포가 완전히 소멸됐고, 주변 사람들은 놀라움을 금치 못했다.

그 뒤 완치를 확신하며 간암을 앓는 이들에게 자신의 체험을 전해주며 살던 그는 4년 뒤 유명을 달리한다. 물론, 3개월 시한부 판정에 비하면 훨씬 오래 산 것일 수는 있지만, 지금 생각해보면 암 완치에 대한 확신이 너무 컸던 것은 아닐까 하는 안타까움이 앞선다. 암세포가 사진상에서는 보이지 않는다고 했을 때, 정말 그 모든 암세포가 아주 사라진 것이었을까? 자취를 감췄다면, 완전히 없어진 게 아니라 잠시 다른 곳으로 자리만 옮긴 것은 아니었을까? 몸의 면역력이 살아나자 암세포들이 다른 곳으로 숨었던 것은 아닐까?

아주 무시할 필요까진 없겠으나, 암 환자들은 암 치료 생존율에 너무 현혹되지 않는 것이 좋다. 좋은 결말이 나에게서 일어날 것이라는 긍정적인 마인드를 갖는 것은 중요하다. 하지만 그보다 더욱 중요한 것은 암 치료를 시작할 때 가졌던 마음 자세를 지켜나가는 일이다. 중간에 상태가 좋아졌다고 해도 방심하지 말고 면역력을 지속적으로 유지하는데 온 힘을 기울여야 한다. 5년 생존율에 속했든, 5년 무병 생존율에 포함됐든 간에 당신의 생존율은 죽거나 살거나 둘 중 하나라는 사실을 상기해야 한다.

자식들은 불안했다. 좀 더 큰 병원엘 가서 다시 확인해보지 않고서는 아버지의 암 판정을 인정할 수 없었다. 서울 소재 대형병원엘 갔는데 처음부터 다시 검사를 받아야 하는 것은 물론, 대기 중인 암 환자만 수십 명이라 수술 또한 한 달 이상 기다려야 했다. 지인을 통해 수술 날짜를 며칠 앞으로 당겨 놓기는 했는데, 지금 당장 수술을 받게 하지 않으면 아버지가 곧 죽을 것 같은 생각이 들더란다. 느닷없이 무언가에 쫓기는 형국이 된 것이다.

시골에서 나고 살았는데…
왜 암에 걸렸는지 모르겠어요

70세 노인이었다. 얼굴은 검게 그을렸으며, 주름은 깊었다. 다만, 그을린 얼굴에 누런빛이 감돌았으므로 어딘가 편치 않은 게 분명해 보였다.

"내가 위암이라네요. 허허 거 참, 시골에서만 한평생 살았는데 암에 걸린 이유를 모르겠네요."

마치 잘못한 게 없는데도 반성문을 써야 하는 어린아이처럼, 노인의 표정엔 억울한 기색이 역력했다. 정말, 시골에 살면 암에 걸릴 확률이 적은 걸까?

그 노인에게겐 미안한 말이지만, 더 이상 한국의 시골 사람들은 도시 사람들보다 건강하지도 오래 살지도 못한다. 우리는 흔히 공기 맑고 매연 없는 시골에 사는 것이 공기 탁하고 눈코 뜰 새 없이 바쁜 도시에 사는 것보다 훨씬 건강할 것으로 생각하지만, 현실은 그렇지 못하다.

노인에겐 병원이 너무 멀다

왜 그런 것일까?

첫째, 의료서비스에 관해 생각해보자. 첨단 의료 시설을 갖춘 대형 병원은 대부분 도시에만 몰려 있다. 서울에서 쓰러지면 곧바로 대형 병원 응급실로 이송되지만, 시골에서 쓰러지면 오랜 시간을 지체한 후에야 인근 대도시 종합병원으로 옮겨져 의료 처치를 받게 된다. 더군다나 촌각을 다투는 심근경색이나 뇌졸중 같은 경우엔 도시 대 시골의 비교는 아무런 의미가 없다.

암은 어떤가? 정기적으로 암 검진을 받는 시골 사람들이 몇이나 되겠는가마는, 대부분 평소 고된 일만 하다가 몸에 이상이 생겼을 때 비로소 병원을 찾게 된다. 하지만 그때는 이미 병이 상당히 깊어진 경우가 많다.

아들 말에 의하면, 시골에 사는 아버지와 통화를 하던 중 소화가 안 된다고 해서 병원엘 가보시라고 했더니 별일이야 있겠느냐며 며칠을 참고 견디시더란다. 그러다 보건소에 갔는데 소화제만 처방하더란다. 약을 먹어도 낫질 않자 읍내 병원엘 갔는데, 아무래도 큰 병원에 가서 정밀 검사를 받는 게 좋겠다는 의사의 권유에 따라 다시 종합병원에 가서 내시경 및 조직 검사를 받았다고 했다. 결국 위암 판정을 받았고, 아버지의 암 판정 소식에 도시에 사는 자식들까지 한바탕 난리가 났다고도 했다.

자식들은 불안했다. 서울 소재 큰 병원엘 가서 제대로 확인해보지 않고서는 아버지의 암 판정을 인정할 수 없었다. 가족회의 후, 서울에 있는 병원에 모시기로 결론을 내린다. 마침내 서울 소재 대형병원으로 갔는데 처음부터 다시 검사를 받아야 하는 것이야 그렇다 치더라도, 대기 중인 암 환자만 수십 명이라 수술 또한 한 달 이상을 기다려야 한다고 했다. 수소문 끝에 친인척과 가까운 병원 의사를 통해 수술 날짜를 며칠 앞으로 당겨 놓기는 했는데, 지금 당장 수술을 받게 하지 않으면 아버지가 곧 죽을 것 같은 생각이 들더란다. 느닷없이 무언가에 쫓기는 형국이 된 것이다. 그래도 뭔가 아쉬움이 남아 수술 날짜를 잡아 놓고 온 가족이 아버지를 모시고 힐링 프로그램에 참가한 것이었다.

"암 선고를 받기 전까지는 소화불량 빼고는 몸에 큰 이상이 없었는데, 암 판정을 받고 나니까, 당장에라도 수술을 받지 않으면 곧 죽을 것 같더라고."

묻지도 않았는데 노인이 말을 걸었고, 아들의 생각과 같은 말을 했다. 그리고 말미에 질문 하나를 덧붙였다.

"수술하면 좋아지겠지?"

의사가 아니어서 뭐라 확답을 줄 수 없다며 대답을 사양한 채 웃음으로 대신했다. 물론 긍정적인 표정을 지었지만, 내 웃음 속에는 70세 중반이신데 굳이 수술까지 할 필요는 없지 않겠느냐는 의미가 담겨 있었다. 그러나 그렇게 솔직하게 말해버리면 노인의 희망에 제동을 거는 것 같아서 더 이상 말을 하지 않았다.

시골 사람 오래 산다는 건 옛말

둘째, 시골 사람들의 생활환경에 대해 생각해보자. 이제 시골엔 젊은 사람들이 거의 없다. 모두 노인들뿐이다. 베어내야 할 잡초가 집 앞에 무성한 경우가 허다하다. 60대 이상의 힘없는 노인들이 힘 안 들이고 잡초를 없애는 가장 손쉬운 방법은 무엇일까? 바로 맹독성 독극물인 제초제를 뿌려 풀을 말려 죽이는 것이다. 일손이 부족한 상황에서 병충해를 예방하고 농사를 쉽게 짓는 방법 또한 농약을 뿌리는 것이다.

이미 1970년부터 이 땅에는 엄청나게 많은 농약이 살포됐으며, 지금도 끊임없이 뿌려지고 있다. 도시 사람들은 농약과 화학비료로 키운 농산물을 먹고 있으며, 시골 사람들은 직접 농약을 뿌리면서 코와 입과 피부를 통해 농약을 흡입하고 있는 것은 물론이고 그 농산물을 밥상 위에도 올리고 있다.

물 맑고 공기 청정한 곳에 사는 시골 사람이 매연 속에 사는 도시 사람보다 무병장수할 확률이 높은 게 사실이지만, 안타깝게도 지금이 나라의 시골은 그렇게 깨끗하지 못하다. 쉴 새 없이 뿌려지는 농약과 공장과 축사에서 나오는 오폐수, 고압 송전탑 전자파 그늘 밑에서 살아가는 게 오늘날 시골 사람들의 현실이다. 암에 걸릴 확률은 높고, 병원은 멀고, 평균 수명 또한 낮은 것이 시골 사람들의 건강 현주소다. 무엇보다 유용한 건강 정보를 접할 기회가 도시 사람들보다 훨씬 적은 것이 시골 사람들을 아프게 만드는 주요 요인이다.

무조건 오래 산다고 좋은 것은 아니다. 건강하게 오래 사는 것이 중요한데, 아프지 않고 건강하게 오래 사는 이른바 '건강 수명'은 농촌보다 도시가 길다. 도시 중에서도 서울이 제일 길다. 얼마 전까지, 장수학을 연구하는 학자들은 우리나라의 장수 벨트에 주목했다. 특정 지역에 사는 사람들이 타 지역 사람들보다 평균적으로 오래 사는 근거를 지역의 여러 가지 조건에서 찾았다. 주로 음식과 풍토에서 장수의 원인을 찾곤 했는데, 특정 지역의 물과 식습관, 기후 등이 수명에 영향을 미친다는 것이 주된 내용이었다. 그런데 이제는 의료 환경이나 의료 서비스의 질을 추가로 장수 조건에 고려해야 할 시기가 온 것이다.

서울은 16개 광역시도 가운데에서 기대 수명(80.4세)은 물론이려니와 평생 아프지 않고 사는 건강 수명이 73.9세로 가장 길다(한국보건사회연구원 자료. 2005년 기준). 서울 시민들의 평균 소득이 타 시도보다 높아 평소 건강관리에 투자할 여력이 있고, 병원에 쉽게 접근할 수 있는 사회적 여건이 잘 갖춰져 있기 때문이다. 맑은 물과 공기를 마실 수 있는 곳에서만 산다면 모를까, 농약으로 뒤범벅된 시골의 생활환경이 결코 서울에 집중된 의료시설의 순기능을 넘어서는 데는 한계가 있는 것이다.

누구를 위한 암 수술인가?

얼마쯤 시간이 흐른 뒤 우연히 노인의 아들과 통화를 하게 되었는데, 노인은 위암 수술 뒤 항암치료를 받다가 몇 달 뒤 숨을 거두셨다고 했다. 여러 형제 중에서 유독 그 아들만 아버지의 위암 수술을 반대했었는데, 그때 왜 수술을 좀 더 강하게 막지 못했나 하는 아쉬움이 남는다고 했다.

다른 형제들의 반응을 물었다.

"안타까워하는 건 마찬가지인데, 그나마 수술이라도 해봤으니 다행이라고 생각하더군요."

나는 되묻고 싶어졌다. 과연 누구를 위한 수술이었는가를.

2부

암도 인연이다

초심을 잃으면 건강도 잃게 된다. 간 치료를 위한 농사짓기가 돈벌이를 위한 농사일로 바뀌게 되자 그는 예전보다 더 많은 일을 해야 했다. 더 많은 사람이 그를 찾아왔으며, 그는 자신과 상관없는 일에 더 많은 신경을 써야 했다. 끊은 지 오래된 술마저 입에 대는 일까지 생겼다. 그런 게 인간관계라며 애써 자위했지만, 자기 자신의 건강은 갈수록 엉망이 되어버렸다. 포도농장의 규모가 커질수록 그의 간은 더욱 혹사당했다. 결국, 그는 간암 판정을 받았다.

초심 잃는 순간 암은 재발한다

우리말에는 인체의 건강 상태와 관련해 아주 중요한 의미를 내포하고 있는 말이 적지 않다. 말뜻만 잘 헤아려도 건강을 지키거나 잃어버린 건강을 되찾는데 아주 유용한 도움이 된다. 물론 한자에 대한 이해가 선행되어야 한다. 흔히 쓰는 말 중에 기와 관련된 말이 많다. 기(氣)란 일종의 에너지와도 같은 말인데, 서양의학에서는 기를 인정하지 않는다.

그러나 우리 말 중에 기와 관련된 말이 셀 수 없을 정도로 많다. 기운, 기절, 기를 펴다, 기가 죽다, 감기 등이 대표적이다. 기운(氣運)은 생물의 살아 움직이는 힘을 말하고, 기절(氣絕)은 한동안 정신을 잃은 상태 즉, 기가 끊어진 상태를 이르는 말이다. 기를 편다는 말은 억눌리는 느낌을 받지 않고 마음을 자유롭게 가진다는 뜻을 지니고 있으며, 기가 죽는다는 말은 그 반대의 의미로 생각하면 된다. 감기(感氣)란 말은 쇠잔해진 기가 느껴진다는 말이다. 면역력이 약해져 외부 바이러스에 의해 기운이 가라앉게 되는 증상이 감기이다. 우리는 감기란 말을 입에 달고 살면서도 사실, 감기란 말이 지닌 뜻에 대해서는 거의 생각해 본 적이 없는 것이다.

질병(疾病)은 몸에 깃든 온갖 병을 이르는 말이다. 질(疾) 자에는 질병이라는 의미와 함께 괴로움, 아픔, 해독을 끼치다, 병에 걸리다, 빠르다, 급하다 등의 여러 가지 뜻이 포함돼 있다. 빨리 달리는 것을 뜻하는 질주(疾走)와 같은 한자를 쓰는데, 질병은 곧 아픈 증상이 빠르게 우리 몸에 퍼지는 상태를 말한다. 면역력이 약해지면 정상적인 몸 상태일 때는 기를 펴지도 못하던 병균들이 기회를 놓칠세라 빠르게 뿌리를 내리고 퍼지게 되므로, 질(疾) 자를 붙인 것으로 여겨진다. 몸 안의 면역기능이 정상이라면 병균이 들어온다 한들 싸워 이기는데 문제가 없겠지만, 면역기능에 이상이 생겼을 때는 얘기가 달라지는 것이다.

암은 망설이지 않는다

50대 후반의 남자였다. 경산에서 포도농사를 짓다가 간경화 진단을 받았다고 했는데, 처음 만났을 때 얼굴색은 검었으나 황달은 비치지 않았다. 시골에서 농사를 지으며 살았으니 당연히 농약 세례를 받았을 것이다. 또한 화를 많이 내면 간이 상한다는데, 말할 때마다 얼핏 불같은 성격의 단면을 엿볼 수 있었다. 그는 누군가의 권유에 의해 뒤늦게 장소를 옮겨 유기농 포도 농사를 지었고, 자신이 농사지은 유기농 포도를 이용해 포도요법을 실시해 효과를 보았다.

포도요법이란 일정 기간 동안 신선하고 단 포도를 먹으면서 생활하는 것인데, 에너지의 손실도 없고 병든 세포를 회복시키거나 제거하여 혈액을 깨끗하게 하여 건강을 증진시키는 치료법이다.

"내 몸을 치료하기 위해서, 내가 가장 잘 아는 포도를 선택했어요. 그런데 그때까지 포도농사를 지으며 농약을 쳤거든요. 내 몸을 치료할 포도라고 생각하니 농약을 뿌릴 수가 없었어요."

간염을 앓은 적이 있었고, 간경화가 심해졌을 때 포도농장을 경북 경산에서 전북 신태인 유기농 재배단지로 옮겼다. 병원에서는 간염, 간 병변, 간암의 발병 순서에 대해 상기시켰으나, 암이라고 단정하진 않았다. 그는 유기농 포도와 한두 가지 건강식품을 먹으며 간경화를 다스렸다. 가족과 떨어져 혼자 지내며 자신의 병 치료를 위해 짓는 포도농사였지만, 힘들다기보다는 즐겁다는 생각이 들었다. 시간이 흐르며 화를 다스리는 요령도 익히게 되었고, 마음 또한 조용한 포도농장처럼 평온해졌다.

그렇게 4년여의 시간이 흘렀다. 포도요법 덕분인지, 그의 간경화는 더 이상 진행되지 않았다. 병원에서도 검진할 때마다 간경화 진행 정도를 확인하고는 놀라는 눈치였다고 그가 말했다.

"통계상 이 정도 시간이면 간암으로 진행됐어야 하고, 그 암세포가 다른 장기로 전이될 수도 있었을 텐데, 안 그러니까 이상하게 생각했던 것이지요."

그는 포도요법에 자신감을 얻은 듯했고, 시간이 지나면서 간이 아프다는 생각을 조금씩 잊기 시작했다.

지나친 낙관도 지나친 비관도 경계하라

언제나 미리 단정해 버리는 예단이 문제다. 특히 병 치료와 관련해서는 지나친 낙관도 지나친 비관도 도움이 되지 않는다. 지나친 낙관은 병에 대한 방심으로 변질될 수 있으며, 또 지나친 비관은 심적 부담을 가중시켜 결국 치료에 역효과를 낼 수 있기 때문이다.

그는 간이 아프다는 걱정이 조금씩 덜어지자 어느 순간부터 유기농 포도농사 규모를 좀 더 확장하고 싶은 욕심이 생겼다. 자신의 치료를 위해 시작했던 유기농 포도농사였지만, 이젠 덩치를 키워 돈을 좀 더 벌어야겠다는 생각이 들었다. 간 치료를 위해 유기농 포도농사를 시작할 때는 비닐하우스 2개 동만 있어도 충분했다. 물론, 치료를 위한 농사였기에 포도요법을 실천하고 가족 친지에게 나눠주고도 많은 양의 포도가 남았다. 남은 포도는 조합을 통해 외부에 출하했는데, 생각보다 반응이 좋았다. 시장의 반응은 당연한 결과였다. 자기 병 치료를 위해서, 자기가 먹는다고 생각하며 농사를 지었는데 어찌 정성이 들어가지 않을 수 있겠는가? 여기저기에서 그의 포도를 원했다.

그는 어느새 자기 몸을 위해서 포도농사를 짓고 있다는 사실을 잊은 채, 보다 많은 양의 포도를 생산하기 위한 고민을 하게 되었다.

초심을 잃으면 건강도 잃게 된다. 간 치료를 위한 농사가 돈을 위한 농사로 바뀌게 되자 그는 예전보다 더 많은 일을 해야 했다. 더 많은 사람이 그를 찾아왔으며, 그는 이전보다 더 많이 자신과 상관없는 일에 신경을 써야 했다. 끊은 지 오래된 술마저 입에 대는 일까지 생겼다. 그런 게 인간관계라며 애써 자위했지만, 건강은 갈수록 엉망이 되어버렸다. 포도농장의 규모가 커질수록 그의 간은 더욱 혹사당했다.

결국, 그는 간암 판정을 받았다. 간경변증에서 간암으로 진행된 것인데, 그가 자기 몸의 건강 외에 잠시 다른 곳에 한눈을 파는 사이, 그 빈틈을 암이 파고든 것이었다. 포도농장을 타인에게 넘기고 다시 초심으로 돌아가고자 애쓰며 포도요법을 실시했지만, 그땐 이미 늦었을 때였고 그 역시 그러한 상황을 인지하고 있었다. 그는 가족들 곁으로 돌아갔고, 이듬해 포도 수확을 미처 보지 못하고 숨을 거두고 말았다.

가장 강력한 항암제는 초심을 지키는 것

운전면허 취득 후 가장 조심해야 할 때가 운전 3~5년차라고 한다. 초보운전 때는 신호와 정지선 등 가장 기본적인 원칙들을 잘 지키며 조심스레 운전을 하게 된다. 하지만 3~5년 정도 운전을 하다 보면 어느 정도 운전에 자신감도 생기고, 이 자신감이 자만으로 바뀌어 결국 사고를 부른다.

암 치료나 건강관리도 운전과 다르지 않다. 초심을 지키는 게 쉽지 않겠지만, 자신의 목숨이 경각에 달렸을 때는 생각을 달리해야 한다. 암이 찾아오거나 몸이 아플 때, 우리는 치료를 위해 많은 다짐을 하곤 한다. 술 담배를 끊고 운동을 시작하는 것은 물론이고, 치료를 위한 여러 가지 건강법을 실천하기도 한다. 성공의 열쇠는 그러한 결심을 지속적으로 유지할 수 있느냐에 달려 있다. 초심을 잘 지키다 보면 어느 정도 잃어버린 건강을 되찾았다는 느낌이 드는 시기가 오는데, 사실은 이때가 가장 조심해야 할 때다. 결코 자만에 빠지면 안 되는 시점이다.

잃어버린 건강을 되찾기 위해서는 건강이 무너지는 데 걸린 시간보다 더 많은 시간을 필요로 한다. 더 신중해야 하고 더 자중해야 한다. 기운이 조금 나아졌다고 해서 무리를 하게 되면 그나마 몸을 지탱해주던 마지막 기력마저 한꺼번에 소실될 수 있기 때문이다. 터진 둑을 겨우 막아 놓았는데 둑을 보수할 생각은 하지 않고 욕심을 부려 더욱 많은 물을 가두고자 한다면, 한순간 둑은 와르르 무너져 내릴 것이다. 그러므로 더 이상 되돌릴 수 없는 상황만큼은 피해야 한다.

암 치료 중일 때는 언제나 초심을 잃지 말아야 한다. 살고 싶다는 초심, 치료만 된다면 더욱 열심히 살겠다는 초심, 욕심부리지 않고 살겠다는 초심, 가족들에게 더욱 잘해주겠다는 초심, 자신의 건강만 생각하며 살겠다는 초심을 잃지 말아야 한다. 그러므로 암 치료를 대하는 마음 자세는 언제나 시작만 있어야 한다. 초심을 잃는 순간, 암은 재발하고 자만에 빠진 생은 결국 종말을 맞게 되기 때문이다.

암은 왜, 막 행복이 시작하려는 순간 우리 몸을 덮치는 것일까? 밥벌이하면서 아이들 교육시키고 아파트 대출금도 겨우 다 갚았거늘, 이제야 좀 느긋하게 부부끼리 해로하며 살게 생겼는데 느닷없이 암이라는 복병이 문을 두드린다. 집안은 갑자기 분주해지기 시작한다. 출가한 자식들은 병원을 알아보느니 한약을 챙기느니 하면서 하루 종일 전화만 해댄다. 겉으론 몹시 분주한 것 같은데, 정작 머릿속이 하얘진 당사자는 아무 말이 없다. 소란 속의 적막, 이것이 50~60대 암 환자가 생긴 집안의 일반적인 모습이다.

미래를 위해 오늘의 건강을 반납하지 마라

암은 왜, 막 행복이 시작하려는 순간 우리 몸을 덮치는 것일까?

밥벌이하면서 아이들 교육시키고 아파트 대출금도 겨우 다 갚았거늘, 이제야 좀 느긋하게 부부끼리 해로하며 살게 생겼는데 느닷없이 암이라는 복병이 문을 두드린다. 집안은 갑자기 분주해지기 시작한다. 출가한 자식들은 병원을 알아보느니 한약을 챙기느니 하면서 하루 종일 전화만 해댄다. 그러면서도 자기 아이 학원 보내고 직장에도 나가야 하므로, 늦은 밤이나 주말에만 잠시 들릴 뿐이다. 겉으론 몹시 분주한 것 같은데, 정작 머릿속이 하얘진 당사자는 아무 말이 없다. 소란 속의 적막, 이것이 50~60대 암 환자가 생긴 집안의 일반적인 모습이다.

고생(苦生)이란 말 속에는, 그럼에도 불구하고 참고 견딘다는 뜻이 담겨 있다. 쓸 고(苦)자 속에는 쓰다, 괴롭다, 애쓰다, 거칠다, 욕되다 등의 뜻이 포함돼 있다. 다시 말해 고생이란 말은 쓰고, 괴롭고, 애쓰고, 거칠고, 욕된 우리네 인생에 대한 비유인 것이다.

너나없이 힘들고 배고프던 시절이 있었다. 아마도 어른이 되기도 전에 돈을 벌기 위해 집을 떠난 사람도 있었을 것이고, 학교를 끝까지 마쳤다고 해도 밥벌이를 위해서 쓰고, 괴롭고, 거칠고, 욕된 생활일지라도 기꺼이 감내하던 사람도 있었을 것이다. 한때 먹고 살기 위한 무한경쟁에 내몰렸던, 한국 전쟁 이후 태어난 베이비붐 세대들은 이제 실직과 질병과 노년기 초입의 권태와 싸우고 있다. 집은 있으나 온전히 내 것은 아니요, 몸은 살아 있으나 건강 또한 온전한 내 것이 아닌 시기를 지나고 있는 것이다.

휴식 없이 수십 년 참고 견디기만 하다 보니 드디어 몸에 균열이 생기기 시작한다. 젊었을 때야 몸뚱어리가 재산이라 건강 하나만큼은 자신 있었는데 나이가 들수록 모든 게 예전만 못하다. 몸 안쪽 어딘가 무너지고 있는데도 참고 견딘다. 몸을 혹사시켜 얻은 병은 반대로 몸을 쉬게 해야 낫는 법이다. 그런데 도무지 쉴 틈이 없다.

암은 이렇듯 쉬지 않고 고생하며 몸을 혹사시키는 사람들의 고집을 뜯어먹고 사는지도 모른다. 조금 아픈 것쯤 참고 견디다가 병을 더욱 악화시키는 경우가 많다. 사실, 어디가 아픈지도 잘 모르는 사람들도 적지 않다. 아프지 않은 곳이 없기도 하거니와, 격무와 스트레스를 잊기 위해 마시는 술이 지각능력을 상쇄시키고 또한 통증의 원인으로 쉽게 둔갑해버리기 때문이다.

버티다 병 키우고 쓰러지는 인생

오십 대의 배OO 씨는 삼십대부터 위염을 앓아왔다. 술만 마시면 속이 쓰렸고 그때마다 위산중화제 등으로 아픈 속을 다스렸다. 결국 위염이 위궤양으로 발전했고, 속 쓰린 것쯤이야 하는 생각을 가지고 40대까지 버텼다. 그러던 중 궤양이 악화돼 2달 동안 통원 치료를 하며 약을 먹었다. 좀 나아지는 듯했으나 상태는 여전히 좋지 않았다. 누구보다 체력만큼은 자신하고 있던 그였기에 그럭저럭 1년 넘게 버틸 수 있었다.

그러던 어느 날, 전날 먹은 음식이 잘못됐는지 계속 신물이 올라와 위산중화제를 먹었는데, 여느 때 같으면 가라앉고도 남았을 통증이 갈수록 심해지는 것이 아닌가. 어찌 된 일인지 증상이 호전될 기미가 보이질 않았다. 뭔가 평상시와 다르다는 느낌이 들었고, 할 수 없이 병원에 가서 내시경 검사를 받았다. 그는 가족과 함께 이야기할 수 있으면 좋겠다는 의사의 말을 대수롭지 않게 여기고는 바로 중국 출장을 떠나버렸다. 의사는 그에게 해외 출장을 보류했으면 좋겠다는 말을 했지만, 그에겐 일이 더 중요했으므로 그럴 수는 없었다.

그가 자신의 몸에 암세포가 자라고 있다는 사실을 안 것은 출장을 다녀온 직후였다. 그의 가족들은 그가 출장 간 사이 병원으로부터 그의 내시경 검진에 대한 결과와 함께 위암으로 판단되므로 좀 더 자세한 검진을 받는 것이 좋겠다는 연락을 받았다. 그는 부산에서 제일 크다는 병원에서 재검진을 받게 되었고, 이곳에서 위암 확진 판정을 받는다. 혹시나 오진이길 바라는 마음에 가족과 함께 병원을 찾았던 그는 설마가 현실이 되어버린 상황 앞에서 주저앉아 버렸다.

수술 안 하면 길어야 6개월, 위장의 90%를 잘라내야 한다고 했다. 수술 이외의 방법을 묻는 가족들에게 담당 의사는 수술 이외의 방법이란 없다고 잘라 말했다. 위벽이 썩어 들어가 종양 구멍(천공)이 생겼는데, 그 속에 암세포가 자리 잡고 있다고 했다.

그는 죽은 이의 몸을 저세상으로 실어 나르는 관(棺)을 만들어 납품하는 일을 했다. 고급 관을 수입해 판매하는 일도 하고 있었는데, 평소 다른 이의 죽음을 실어 나르는 일을 하면서도 좀처럼 느낄 수 없었던 죽음의 실체를 자신이 암 판정을 받은 후에야 비로소 피부로 느낄 수 있었다.

결단이 필요했고, 수술 이외의 방법은 없는 듯했다. 그때 약사인 그의 형이 수술이 아닌 다른 방법으로 암을 치료하자고 했고, 그도 일단 수긍했다. 하지만 마음 한쪽에서는 아직도 암이라는 현실을 인정할 수 없었다. 그는 친지 소개로 서울의 종합병원에서 재진단을 받는다.

"확률은 50:50입니다. 수술을 하든 안 하든 본인 맘이지만, 수술을 하지 않으면 6개월을 보장할 수 없습니다."

이곳에서도 수술을 권했으나 억지로 강요하진 않았다. 그는 후유증을 익히 알고 있던 항암치료도 거부한 채 곧바로 집이 있는 부산으로 내려와 대체의학을 공부하는 한편, 식이요법을 시작한다.

하루에도 몇 번씩 주기적으로 찾아오는 통증은 그의 얼굴을 반쪽으로 만들었다. 공복에 속이 쓰린 건 물론이려니와 신물이 계속해서 넘어왔다. 그럴 때마다 죽염을 집어삼켰다. 죽염이 위산을 중화시켰는지 조금만 참고 있으면 아픈 속이 진정되곤 했다. 아픈 건 여전했지만 차츰 증상이 개선되는 듯한 느낌은 그에게 희망을 주기에 충분했다.

단지 느낌뿐일는지 모른다는 생각이 들기도 했지만 그의 마음속에서는 작은 확신 같은 게 움트고 있었다. 몸은 몰라보게 수척해졌다. 72kg 이상이던 몸무게가 60kg밖에 나가질 않았다. 술, 담배는 암 진단을 받으면서부터 입에 대지도 않았다.

속이 쓰리면 쥐눈이콩(서목태)을 갈아서 먹었다. 아침 6시면 어김없이 눈을 뜨고 우선 쓰린 속을 달래기 위해 유근피(느릅나무 뿌리껍질) 달인 물에 쥐눈이콩 같은 것을 섞고 과일을 곁들여 먹었다. 그리고 한두 시간 산책을 했다.

해가 중천에 떠오른 8시경이면 그는 민들레, 미나리, 깻잎 등으로 녹즙을 만들어 먹었다. 물론 모두 직접 기르거나 산청 고향집에서 가져온 것들이었다. 녹즙을 먹고 속이 좀 가라앉으면 많은 양은 아니지만 밥을 먹었다. 생강과 감초, 대추, 유근피를 일정한 비율로 끓여 마셨으며, 밭에서 재배한 마늘을 구워 열심히 죽염에 찍어 먹었다.

10시~11시경에는 쥐눈이콩을 갈아먹었다. 점심을 간단히 마친 후 2시간 정도 지나면 당근 주스와 토종오이, 토마토 등을 먹었으며 오후 4시에는 다시 쥐눈이콩을 갈아먹었다. 잠시라도 속을 비워두는 일이 없었는데, 속이 꺼지면 위산이 나와 속을 깎았으므로 2시간 간격으로 계속해서 먹곤 했다. 또한 집 근처에 작은 황토방을 짓고 시간 나는 대로 솔잎을 깔아 찜질을 했는데, 한번 땀을 내고 나면 그렇게 개운할 수가 없었다.

대체의학과 식이요법을 하면서 세심했던 성격까지 낙천적으로 바뀌었다. 조금만 스트레스를 받아도 속이 쓰리던 예전과 달리 성격이 바뀌니까 몸이 바뀌고, 몸이 바뀌니까 세상을 바라보는 눈이 달라지기 시작했다. 소유와 집착이 얼마나 깊은 상처를 남기는가를 깨닫게 된 그는, 목숨에 대한 집착으로부터 스스로 벗어나는 것만이 진정 살아나는 길이란 걸 깨달을 수 있었다고 했다.

"마음을 바꾸지 않으면 나을 수 없습니다. 열 개를 버리니까 열두 개가 들어오더란 말입니다."

그는 버림으로써, 삶에 대한 애착을 끊어버림으로써 결국 더 많은 것을 얻을 수 있었다. 장의(葬儀) 일을 하는 그는 거의 매일 죽음을 접했고, 죽고 사는 문제가 그에겐 업무적으로 느껴질 수밖에 없었다. 누군가 죽어야만 그가 살 수 있는 묘한 상황에서 죽음이란 그저 일상적인 현상에 불과했던 것이다. 그런 이유들로 인해 죽음을 대수롭지 않게 여겼을 수도 있겠지만, 그도 사람인데 어찌 죽음에 대한 두려움이 없었겠는가. 다만 다른 이들과 달리 아무 노력 없이 발만 동동 구르며 죽음을 맞이하지는 않겠다는 생각이 있었기에 죽음에 대한 두려움을 극복할 수 있었던 것이다.

그렇게 1년 4개월여가 지났을 때, 그의 확신은 현실로 나타났다. 위암 판정을 받은 병원에서 다시 사진 찍고 진단을 받아본 결과 종양이 현저하게 줄어들었고, 겨우 그 흔적만 남아 있었다. 투병 중 10kg이나 줄었던 체중도 다시 예전으로 돌아왔으며, 얼굴의 혈색도 본래 빛깔을 되찾았다.

암은 죄가 없다

암이 치유되어 다행스럽긴 하지만, 그는 암을 스스로 키운 측면이 있다. 물론, 먹고 살기 위해 열심히 일한 죄밖에 없다. 사실 일 자체는 죄가 없다. 일을 하다 보니 타인과의 관계 유지를 위해 마시게 되는 술과 그로 인한 불규칙한 식사, 스트레스 등이 암을 불러온 본질적인 문제들이다. 부질없는 상상이란 건 알지만, 만약 그가 암에 걸린 이후 실천한 노력의 절반만이라도 암 판정 이전에 했었더라면 그는 아마도 암에 걸리지 않았을는지도 모른다. 암이 오기까지 오랜 시간 동안 잘못된 생활습관으로 몸을 혹사시킨 우리의 자세가 문제일 뿐, 암은 죄가 없다.

미래를 준비하는 일은 참으로 훌륭하고 값진 일이다. 젊은 시절에 좀 더 노력해서 노후의 안정된 생활을 보장받을 수 있다면 그보다 가치 있는 투자도 없을 것이다. 그런데 너무 경제적인 측면만 생각한 나머지 한순간 건강을 잃게 된다면, 그것이야말로 아무 소용없는 일이다. 돈 없이 건강한 사람은 미래가 불투명해도 어떻게든 살아가겠지만, 아무리 돈이 많다한들 건강을 잃은 사람은 미래조차 없기 때문이다.

암 환자가 제 몸의 암세포를 적으로 여길 때, 가족들도 그와 같은 생각을 하게 된다. 치료가 시작되는 시기에는 가족들도 서로 의지하며 지켜보게 된다. 하지만, 항암치료로 고통받는 암 환자를 지켜보는 가족들은 어떤 식으로든 시간이 빨리 지나가기만을 기다리게 된다. 5년 생존이라 할지라도 완치 판정을 받으면 좋을 텐데, 적지 않은 암 환자들은 그 고비를 넘기지 못한다. 암 환자가 중심을 잡지 못하면, 나머지 가족들도 흔들리게 된다.

암을 적으로 여기며 싸우지 마라

시인 황지우의 시 중에 이런 구절이 있다.

"치열하게 싸운 자는
적(敵)이 내 속에 있다는 것을 안다
지긋지긋한 집구석"
–「나는 너다」 중에서.

아주 흔한 일은 아니지만, 어느 집안이든 문제를 일으키는 자식이 하나쯤은 있다. 대학 졸업하고 군대까지 다녀온 자식이 부모 밑에서 무위도식하며 허구한 날 사고만 친다. 취직할 생각은 하지 않고 부모님에게 용돈 타령이나 하면서 며칠이 멀다 하고 주사를 부려 파출소에서 연락이 오곤 한다. 말 그대로 망나니 수준이다. 이럴 땐 어떡해야 하는가? 그래도 자식인데, 나가 죽으라고 막말을 할 수는 있어도 정말로 죽일 수는 없는 것 아니겠는가? 그저 제 앞가림 할 때까지 잘 타일러 데리고 사는 수밖에 달리 방법이 없는 것이다.

암 역시 사고뭉치 문제아와 다를 게 없다. 정상적으로 잘 살아가던 세포가 어느 순간 돌연변이가 되어 이상하게 자라는 게 암세포다. 어릴 적엔 절대로 그럴 아이가 아니었는데 자라면서 괴물이 되었듯이, 암세포 역시 어떠한 이유로 인해 갑자기 돌연변이가 된 것이다.

처음엔 누구든 암이라고 하는, 눈앞에서 벌어진 믿기 힘든 현실을 인정하지 않는다. 하지만 시간이 지날수록 초조해지기 시작한다. 암은 초기에 발견하면 생존율이 높다고 의료기관이 광고를 하고 있기 때문에 조금이라도 지체하기 두려운 것이다. 암을 초기에 발견해 치료하면 완치율이 높다는 말도 틀린 말은 아니다. 그러나 잘 생각해 보자. 암세포가 뭉친 종양 덩어리는 0.5~1cm 정도는 되어야 겨우 눈으로 볼 수 있고, 또한 암세포가 그 정도 크기로 자라려면 짧게는 수 년에서 길게는 십 년 이상의 시간이 걸린다는 게 정설로 여겨지고 있다. 하루 이틀 수술이 늦는다고 해서 갑자기 암세포가 온몸으로 번져 버릴 것이라는 생각은 지나친 걱정이다. 오히려 하루나 이틀 정도 앞으로 어떻게 암을 대할 것이며, 어떤 치료 방식을 택할 것인가를 깊게 생각한 후에 의료 처치를 받는 것이 자신의 치료에 도움이 된다.

하루라도 서둘러 수술이든 항암치료든 시작해서 사고뭉치를 한방에 제거하려는 생각은 의사들만 하는 게 아니다. 사람들은 암 치료가 며칠만 늦어도 암세포가 더욱 기승을 부릴 것이라고 생각한다. 그릇된 광고와 정보로 인해 착시에 빠진 환자 또한 의사들과 똑같은 생각을 한다. 물론, 암을 초기에 발견하면 치료하는 데 있어 훨씬 유리한 게 사실이다. 그렇다고 해서 하루 이틀 치료를 늦춘다고 당장 몸이 어떻게 되는 것은 아니다.

집안에 암 환자가 생기면 집안 분위기는 전체적으로 가라앉게 된다. 서로의 눈치를 보게 되고, 암 환자의 심적 · 물리적 고통을 이해하기 위해 가족들은 참을성을 키우게 된다. 암 환자는 암으로 인한 죽음이 두렵고, 가족들은 그런 암 환자의 고통을 대하는 일이 두려워진다.

암 환자가 제 몸의 암세포를 적으로 여길 때, 가족들도 그와 같은 생각을 하게 된다. 그리고 머지않아 지쳐버린다. 처음 수술을 받을 땐 그나마 치료가 시작되는 시기여서 가족들도 서로 의지하며 지켜보게 된다. 하지만 항암치료가 시작되고 그로 인해 고통받는 암 환자를 지켜보는 가족들은 어떤 식으로든 시간이 빨리 지나가기만을 기다리게 된다. 비록 치료 후 5년 생존이라 할지라도 완치 판정을 받으면 좋을 텐데, 많은 암 환자들이 그 고비를 넘기지 못한다.

암 환자가 중심을 잡지 못하면 가족들도 흔들리게 된다. 암세포는 몸 밖에 있는 것이 아니고, 암 환자 또한 집 밖에 있는 것이 아니다. 암 환자는 그 집안의 분위기를 보여주는 풍향계와 같다. 바람의 방향이 언제 어떻게 바뀔지 모르기 때문에 가족들은 언제나 풍향계만 쳐다보게 된다.

죽음마저 산속에 버리고 암을 고치다

설암(舌癌)에 걸려 투병 중인 39살 사내를 산중 거처로 찾아가 만난 적이 있다. 그는 강원도 홍천의 인적 드문 산속에 컨테이너 하우스를 들여놓고 홀로 살아가고 있었다. 약간의 표고버섯 농사와 몇 통의 꿀벌을 치긴 했으나 규모가 그리 크진 않았다. 버섯과 꿀은 필요한 생필품과 바꾸었고, 그러고도 남은 돈으로는 약간의 건강식품과 약을 사는 데 썼다.

그는 '죽음마저도 산속에 내다 버리고 사는 사람'이라고 자신을 표현했다. 그의 말이 호기롭게만 느껴지지 않았는데, 순간순간 정말로 죽음에 대한 두려움을 건너 뛴 사람처럼 보였기 때문이다. 입으로는 큰소리를 치지만 정작 죽음 앞에서는 그렇지 못한 사람들이 얼마나 많은가? 죽겠다는 말을 입버릇처럼 내뱉는 노인들도 정작 죽음 앞에서는 두려움에 떨기 일쑤다. 그게 인간인데, 아무리 암에 걸려 산중생활을 하고 있다지만 아직 젊은 사람이 죽음에 대한 공포를 떨쳐낸다는 것이 쉬운 일은 아니다.

그의 인생은 군 입대 전 갑자기 꼬이기 시작한다. 입대를 한 달여 앞둔 어느 날 잣나무에 올라가 잣을 따다가 그만 나무 아래로 떨어져 무릎을 다친다. 결국 입대 17개월 만에 의가사제대를 했는데, 그 무렵 그의 다친 관절 부위는 심하게 병든 상태였으며 연골은 아예 남아 있지도 않았다. 겨우 오토바이를 타고 춘천 병원을 오가며 치료를 했다.

지속적인 보살핌이 필요했지만, 가족들은 지쳐가기 시작했다. 시골생활이 다 그렇듯, 그의 집안도 풍족하지 않은 형편이었다. 돈을 벌어 와도 시원찮을 판에 집안에 누워 살림을 축내고 있었던 것이다. 부모들은 힘들다 내색하지 않았지만, 정작 힘든 것은 그였다. 낫는다는 보장도 없는데 언제까지 가족들을 힘들게 할 순 없었다. 부모에게 의지할 수밖에 없는 자신의 처지가 한심스러웠다. 그는 미련 없이 집을 떠난다. 그리고 죽어도 다시 집에 돌아가지 않겠다고 결심한다.

그는 수소문 끝에 산속 버려진 폐가를 싼값에 사들여 산중 생활을 시작한다. 생식 위주로 섭생하며 버섯농사를 지었다. 말 그대로 자연인으로 살았다. 무릎 관절은 더 이상 악화되지는 않았지만 목발이나 지팡이 없이는 걸을 수 없게 되었다. 그나마 몇 해 뒤 홍천에 컨테이너 거처를 마련해 좀 더 나은 환경에서 생활할 수 있었다.

영양 섭취가 부족했던 탓일까. 산중 생활 8년째 되던 해, 관절의 불편함이 익숙해질 무렵 설상가상으로 그에게 암이 찾아왔다. 혀 안쪽이 굳어가기 시작했고 백태(白苔)도 심하게 끼었다. 설암이었다. 생식으로 인해 균형 잡힌 음식 섭취를 못한데다가 지나친 음주가 원인이 된 것 같았다. 하긴, 술의 힘을 빌리지 않고서는 그 기나긴 산중 생활의 외로움을 이길 수 없었을 것이다.

'죽음은 두렵지 않았지만, 술 없이 산속의 밤을 지내기란 쉽지 않았지요.'

불편한 몸을 이끌고 병원에 들러 의사로부터 암 소견을 들었으나, 그가 향한 곳은 고향도 대형병원도 아닌 산속에 있는 그의 컨테이너 거처였다. 암에 걸렸다고 해서 오래전에 떠난 집을 찾아가 가족들에게 다시 짐이 되긴 싫었다. 물론, 그동안 몇 차례 잠깐 집에 들르기는 했지만, 그것으로 끝이었다. 더 이상 신세질 수 없었다. 집에서도 알아서 제 몸 건사하며 살아가니 다행이라 여기는 듯했다. 병원이라고 해서 다르지 않았다. 큰 병원에 가서 치료를 받는다고 해서 낫는다는 보장도 없을뿐더러, 돈도 없었다.

집을 떠난 이유가 다시 반복되고 있었는데, 오히려 처음 산중 행을 결정할 때보다 명확하게 선택의 길이 보였다. 그는 다시 산속으로 돌아왔다. 그 길밖에 없다고 생각하니, 머릿속이 복잡할 것도 없었다. 산속으로 돌아온 그는 죽염과 산중 생활을 통해 익힌 몇 가지 자연치유법을 통해 결국 설암을 이겨낼 수 있었고, 취재에 응할 때도 건강하게 살고 있었다.

해피엔딩은 없다

암에 걸렸거나 몸이 많이 아플 때, 자신이 누군가에게 짐이 된다고 느껴질 때가 있다. 그 누군가는 아마도 가족일 확률이 가장 높다.

가족이 아닌 사람이 제 몸처럼 병자를 돌본다는 것은 쉬운 일이 아니다. 종교적인 관점을 떠나 인간적인 면에서 보면 더욱 그러하다.

그런데 긴 병에 효자 없다는 옛말은 여전히 유효하며, 현대사회일수록 암이나 치매 등 중증 질병은 가족과 가계에 부담을 가중시킨다. 예전처럼 대가족제라면 위계질서와 고통의 분배로 인해 어느 정도 간병에 대한 부담이 적어질 수 있겠지만, 핵가족이 대부분인 요즘 암이나 질병은 고스란히 소수의 가족 부담으로 남게 된다. 더군다나 암 환자가 집안의 경제를 책임지고 있는 가장이라면 문제는 더욱 심각해진다. 국가의 사회제도적 장치가 질병으로부터 가정을 책임질 수 없을뿐더러, 의료자본의 속성은 너무 가혹하게 이윤만 추구한다. 보편적인 의료서비스보다 돈으로 치료 여부가 결정되는 의료민영화 역시 같은 맥락으로 이해하면 좋을 것이다.

극단적인 전망이긴 하지만, 앞으로는 암이나 중병에 걸리더라도 가족이나 의료제도에 매달리지 않고 혼자 힘으로 대처할 수 있는 경제력을 가진 자만이 살아남을 수 있을 것이다. 그럴 능력이 없다면, 병 치유를 위해 산속에서도 혼자 살아갈 수 있는 과감한 의지와 자연치유 능력이라도 키워야 한다. 그렇지 않으면, 어느 순간 암은 나와 가족 모두의 미래를 비극으로 끝을 맺게 할지도 모른다.

달에 간 우주선이 지구로 돌아올 때 출발 각도를 불과 2도만 잘못 잡아도 지구에 도착할 때는 18,000km 정도가 어긋난다고 한다. 암 치료도 다르지 않다. S병원엘 가야 할지 Y병원엘 가야 할지, 항암치료를 받을 것인지 말 것인지 잘 선택해야 한다. 중간에라도 궤도가 잘못됐다는 것을 깨닫고 각도를 수정한다면 초반의 시행착오에도 불구하고 '치유'라는 애초에 닿고자 한 목적지에 도달할 수 있다. 하지만 처음부터 조종간을 타인에게 맡겨둔 채 궤도가 잘못됐음에도 수정하지 않는다면 결국 목적지와는 전혀 다른 엉뚱한 곳에 내려앉게 될 것이다.

암, 순간의 선택이 10년을 좌우한다

A

그는 45세의 남자였고, 위암 2기 판정을 받았다. 의사의 권유대로 수술을 했지만 퇴원 후 항암제 투여는 거부했다. 대신 면역력 회복을 위한 약을 복용했으며, 처음 몇 번은 6개월 단위로 PET(양전자 방출 단층 촬영) 촬영을 비롯해 재발 및 전이 여부 검사를 받았다. 이후엔 1년 단위로 검사를 받았는데, 5년 동안 특이한 사항이 없어 완치 판정을 받았다.

B

50대 중반의 남자였고, 역시 위암 판정을 받았다. 수술 후 표적치료 항암제를 투여받으며 항암치료를 하였으나, 암세포가 다른 장기로 전이됐다는 판정을 받았다. 효과에 대한 의문과 비용 때문에 일반 항암치료로 전환했는데, 항암치료 부작용으로 머리카락이 빠지고 잦은 구토와 소화불량까지 겹쳤다. 면역력이 떨어지고 기운이 없어 걷는 것조차도 힘들 때가 많았다.

A

그의 성격은 낙천적이다. 수술을 하기 위해 병원에 입원한 그는 금식이 시작되기 전날 친구와 함께 병원을 빠져나가 삼겹살을 먹고 들어올 정도로 상식에 반하는 행동을 하곤 했다. 수술은 수술이고, 먹고 싶은 건 기어이 먹어야 하는 성격이었다. 이것저것 가리지 않는 식습관이 암을 불러 왔을 것이라고 말하는 사람도 있었지만, 그는 그렇게 생각하지 않았다. 어쨌거나 암에 걸린 게 현실이라면, 암이 왔다고 해서 나 죽었네 한숨만 쉬는 것보다는 현실을 인정하며 긍정적인 사고를 갖는 게 중요하다고 말하곤 했다.

수술은 했지만 항암치료를 하지 않았기에, 몸무게가 10kg 정도 줄어든 것을 제외하고는 큰 고통을 받진 않았다. 물론, 수술 이후 아내의 권유에 따라 음식 섭취에 신중을 기하기는 했다. 특별한 경우를 제외하고는 집 밖에서 음식을 사 먹지 않았으며 직장에도 도시락을 싸가지고 다녔다. 수술 후 1년도 못 되어 와인을 마시기 시작했고, 이후 소주 등 독주도 마셨다. 담배는 18살 무렵 시작한 이후 수술을 받기 위해 입원했을 때를 제외하면 한 번도 끊은 적이 없다. 주변에서 걱정스런 시선을 보냈지만 그는 개의치 않았다. 대부분의 사람이 전이나 재발을 염려했으나, 그는 보란 듯이 수술 후 5년 완치 판정을 받았다.

B

그는 세심한 성격을 지닌 사람이었다. 수술 후 항암치료 역시 본인이 먼저 요구할 정도로 무엇이든 따지는 성격이었다. 그런 세심한 성격이 생활에 있어서는 많은 도움이 되는 것 같았다. 무엇 하나 허투루 소비하는 일이 없었으며, 몸에 나쁜 것은 입에 대지도 않았다. 물론, 술 담배도 하지 않았다. 남에게 해를 입히고 살 수 있는 성격도 아니다. 아무리 생각해봐도, 다른 사람은 몰라도 이 사람만큼은 암에 걸리면 안 되는 사람이었던 것이다. 본인도 자신의 성격을 알고 있었기에 암에 걸릴 것이라고는 상상할 수도 없었다. 막상 암 선고를 받고 보니, 억울한 마음에 며칠 동안 잠을 잘 수 없는 것은 물론이려니와, 아끼고 노력하며 살아온 지난날들이 허무하게 느껴질 뿐이었다.

수술을 할 병원도 이러저러한 정보를 취합해 본인이 결정했으며, 표적치료 항암제 투여 또한 의사에게 미리 물어볼 정도로 세밀하게 관련 정보를 살폈다. 그런데 한순간의 판단이 그를 고통의 길로 내몰고 말았다. 표적치료 항암제라고 해서 이름처럼 암세포만 골라서 죽이는 항암제인 줄로만 알았던 것이 화근이었다. 정상 세포는 유전자 이상 과정을 거쳐 암세포로 변하는데, 이 과정 중에 표적인자가 만들어지고 이와 반응하는 물질을 투여해 암세포의 생장을 방해한다는 게 표적치료 항암제의 원리다. 치료 원리만 보면 정말 항암제가 암세포만 골라서 공격하는 것처럼 여겨질 수 있겠으나, 현실은 그렇지 못했다.

표적치료 항암제는 근본적인 암 치료보다는 생존율을 늘리기 위해 사용한다. 그런데 많은 암 환자들이 표적치료 항암제가 마치 암세포만 골라서 죽이는 줄로 착각하고 있다. 항암제 이름처럼 암세포만 선별해 표적 치료가 가능했다면, 암은 벌써 정복됐을 것이다. 표적치료 항암제는 암세포를 직접 죽이는 약이 아니라, 암세포가 생성될 때 만들어지는 생체물질의 활동을 억제해서 암의 성장을 지연시키거나 억제시키는 작용을 하는 항암제이다. 신호전달을 억제해서 암의 성장을 늦추는 것을 신호전달억제제라고 부르며, 암세포에 영양을 공급하는 신경혈관을 억제하는 것을 신생혈관억제제라고 부른다. 이 두 가지가 통칭 표적치료 항암제로 불리고 있다.

아는 게 병이 되었다. 일단 암세포가 다른 곳으로 전이(轉移)됐고, 표적치료 항암제 효과가 없어 일반 항암제로 전환할 수밖에 없었다. 보통 항암치료 한 번 받을 때마다 수천만 개의 정상세포가 사멸한다고 한다. 한번 파괴된 세포는 거의 재생되지 않으며, 항암치료나 방사선 치료를 받은 암 환자들은 갑자기 살이 빠지면서 급속하게 노화가 진행된다. 암 환자의 면역력이 급격하게 떨어지는 것은 암세포 때문이 아니라, 사실은 항암제 부작용 때문이다. 암 치료를 위해 맞는 항암제 자체가 강력한 발암물질이요, 면역력 훼손 물질이었다.

치료 초기 시행착오는 약이 되지만 치료 중기 이후 착오는 독이 된다

A

그에게 수술 후 항암치료를 받지 않은 이유를 물었다.

"초기 위암의 경우, 수술 후 생존율이 다른 암보다 높다는 걸 알고 있었다. 다만 항암치료만큼은 의사에게 적극적으로 내 생각을 말했다. 암보다 항암치료 때문에 고통스러워하는 사람들을 알고 있었고, 의사도 그 부분에 대해서는 부정하지 않았다."

그는 자신이 비교적 초기에 암을 발견했던 것이 다행인 것 같다며, 항암제 투여나 방사능 치료 등 항암치료를 적극적으로 회피한 것은 그러한 치료법들이 정말 암 치료에 도움이 되는지 알 수 없었기 때문이라고 말했다. 항암치료를 받지 않음으로써 수술 후 암이 재발하거나 전이가 될 수도 있다는 말을 듣기도 했다.

하지만 어차피 항암치료 때문에 몸이 망가져 면역력을 잃게 되면 분명히 암세포는 다시 자라날 것이기에 항암치료를 받으나 안 받으나 그게 그거라는 생각이 들었다. 그는 일단 자기 몸의 면역력을 살리는 쪽으로 결정을 했던 것인데, 결과적으로 아주 잘한 선택이 되었다.

B

항암치료제 효능만 믿고 별다른 노력을 기울이지 않은 것을 후회했다. 항암제가 암세포만 집중적으로 없애는 줄 알았던 자신의 무지를 자책했다. 그는 뒤늦게나마 몸의 면역력을 기르는 것이 중요하다는 것을 깨달았다. 많은 암 환자들이 항암제 투여 및 방사능 치료 부작용 등으로 음식 섭취를 제대로 하지 못해 결국엔 영양실조와 합병증으로 목숨을 잃는 경우가 많다는 것도 알게 되었다.

병원에서도 더 이상의 항암제 투여를 고민할 정도로 몸이 야위어갔다. 처음에 선택을 달리했더라면, 만약 항암치료를 받지 않았더라면 어떻게 되었을까? 반대의 결과가 나온다고 말할 수는 없겠지만, 적어도 항암치료 부작용에 따른 고통만큼은 덜하지 않았을까?

결과만 보고 '만약' 이라는 가정을 붙일 수는 없겠지만, 암 환자들은 타인의 사례를 잘 들여다보고 분석할 필요가 있다. 실패한 경험담 앞에 '만약' 이라는 가정을 붙여 생각하면 분명하게 선택해야 할 길이 보일 수도 있기 때문이다. 한순간 그릇된 선택 때문에 고통 속에서 살다 간 사람을 보면서도 자신 역시 그와 똑같은 길을 간다는 것은 자살행위와 다를 게 없다.

생각의 각도를 바꿔라!

지구와 달의 거리는 약 384,400km이다. 달에 간 우주선이 지구로 돌아올 때 출발 각도를 불과 2도만 잘못 잡으면 지구에 도착할 때는 18,000km 정도가 어긋난다고 한다. 실로 엄청난 차이가 있는 것이다. 과연 우주선만 그럴까? 건강관리에 있어서도 초기 선택의 각도에 따라 엄청난 결과의 차이를 가져온다.

암 치료도 다를 게 없다. 검진 시 암일지도 모른다는 얘기를 듣는 순간부터 우리는 선택에 대한 고민을 해야 한다. 우리 몸을 우주선에 비유한다면, 이때가 출발점이다. 소견서를 들고 대형병원엘 가야 하는데, S병원엘 가야 할지 Y병원엘 가야 할지 선택해야 한다. 대형병원에 가서도 1번 의사를 만나 진료를 받을 것인지, 2번 의사를 만나 진료를 받을 것인지 결정해야 한다. 운 좋게 긴 시간을 기다리지 않고 수술을 받았다고 해도 항암치료를 받을 것인지 말 것인지를 선택해야 한다. 항암치료 역시 선택을 강요받는데, 독성이 강한 항암제 투여를 받을 것인지 말 것인지를 결정해야 한다. 대부분 병원의 결정을 따르게 되는데, 이때가 우주선이 달과 지구의 중간 지점쯤을 지나고 있다고 보면 된다.

만약, 중간에라도 궤도가 잘못됐다는 것을 깨닫고 각도를 수정한다면 초반의 시행착오에도 불구하고 '치유' 라는 애초에 닿고자 한 목

적지에 도달할 수 있다. 하지만 처음부터 우주선의 조종간을 타인에게 맡겨둔 채 궤도가 잘못됐음을 알면서도 진행 각도를 수정하지 않는다면 결국 목적지와는 전혀 다른 엉뚱한 곳에 내려앉게 될 것이다.

암이 찾아왔을 때, 초기에 하는 선택은 치료에 있어 매우 중요하다. 만약, 그 선택이 잘못되었다면, 과감하게 생각의 각도를 수정하는 것이 맞다.

한순간의 선택에 따라 미래의 어느 지점에서 보이는 결과는 엄청난 차이가 생긴다. 하물며, 그것이 목숨이 결부된 선택이라면 정말 신중해야 한다. 같은 상황에서 서로 다른 선택을 했는데, 누군 살고 누군 죽는다. 경험자들의 사례와 의료계의 현실을 고려해 판단할 수만 있다면, 우리가 선택할 수 있는 암 치료의 방법적 갈래를 최대한 넓힐 수 있을 것이다. 암에 걸렸을 때, 잘못 선택한 시간을 되돌리기에 우리에게 남겨진 시간은 그리 길지 않다는 것을 명심해야 한다.

국내 최고 암센터 원장들이 암에 걸린다면?

얼마 전까지 '먹거리 X파일' 이란 프로그램으로 사람들에게 먹거리와 건강의 연관성에 관해 많은 공감을 불러일으켰던 이영돈 피디가 몇 해 전 '논리로 풀다' 라는 프로그램을 진행한 적이 있다. 우리 사회 곳곳에 만연한 문제점들을 하나하나 논리적으로 짚어내 많은 이들에게 큰 반향을 불러일으켰는데, 2012년 6월에 방영된 이 프로그램에서 매우 흥미로운 인터뷰를 방영한 적이 있다. 암에 관한 4부작 프로그램 마지막 편에서 국내 최고의 암센터 병원장들에게 '만약 당신이 암에 걸린다면 어떤 치료법을 선택하겠느냐' 고 물었던 것이다.

이영돈 피디가 인터뷰한 의사들은 말 그대로 당시 국내 최고 수준의 암센터 병원장들이었다. 국립암센터 이진우 원장, 서울대 암병원 노동영 원장, 서울아산병원 암센터 이영주 소장, 삼성서울병원 심영복 암센터장, 그리고 세브란스병원 연세암센터 정현철 원장이 바로 그들이다.

전국에 있는 암 환자들이 1, 2차 진료기관에서 암으로 의심되거나 혹은 암 진단을 받은 후 마지막으로 검사를 받고 수술과 항암치료를 받는 종착지가 바로 저들이 원장으로 일하고 있는 병원이기 때문에 이들의 선택이 의미하는 바가 크다.

먼저, 국립암센터 이진우 원장에게 이영돈 피디가 묻는다.

"만약, 암 진단을 받는다면 어떤 반응을 보일 것 같습니까?"

이진우 원장이 대답한다.

"올게 왔구나. 오래 살았구나! 그럴 것 같습니다."

다시, 이영돈 피디가 묻는다.

"만일, 암에 걸린다면 어떤 치료법을 받으시겠습니까?"

이진우 원장은 대답한다.

"조기 발견되었다면 수술을 하고, 운이 나빠서 재발하면 항암제를 맞겠습니다."

이영돈 피디가 재차 묻는다.

"일반 사람들이 받는 치료법을 받겠다는 것입니까?"

이진우 원장이 대답한다.

"나라고 특별한 사람은 아니니까요."

이번엔 서울대 암병원 노동영 원장을 만나 묻는다.

"평소 술을 많이 마시는지요?"

노동영 원장이 대답한다.

"많이 먹는 편이지요."

이영돈 피디가 되묻는다.

"위험하지 않나요?"

노동영 원장이 대답한다.

"술은 어느 정도 즐길 정도만 필요하죠."

이영돈 피디가 단도직입적으로 묻는다.

"간암에 걸린다면 어떻게 하겠습니까?"

노동영 원장이 웃으며 대답한다.

"제가 간암에 걸린다면, 암세포가 한군데 모여 있었으면 좋겠어요. 비수술요법을 하고 싶습니다. 우리 병원에서 경험이 많은, 에탄올 알코올로 지져서 없앤다거나 하는 비수술요법이 가능했으면 좋겠고요. 안 되면 항암제를 한다거나 혹은 간 이식 수술을 받는다든지 하는 그런 치료가 예상됩니다."

서울아산병원 암센터 이영주 소장도 만난다.

질문은 다르지 않다.

"암에 걸린다면 어떻게 하겠습니까?"

이영주 소장이 대답한다.

"저 자신 속마음으로는 그렇게 생각해요. '첫 번째 방법으로는 현대의학의 도움을 받는다. 그렇게 해도 안 된다면 내 운명으로 알고 편안하게 살 수 있는 방법을 강구하겠다.' 저는 그렇게 생각하고 있습니다."

삼성서울병원 심영복 암센터장에게도 똑같이 묻는다.

"암에 걸린다면 어떻게 하겠습니까"

심영복 암센터장이 대답한다.

"그런 면이 제일 중요한 것 같아요. 완치율이 차이가 있느냐. 차이가 없다면 당연히 부작용을 덜 받을 수 있는 치료 방법을 선택하게 될 것이라고 생각합니다."

이번엔 방송 작가가 질문을 한다.

"수술과 항암치료가 힘든 말기 상황이면 어떻게 하시겠습니까?"

심영복 암센터장이 대답한다.

"그러면 그때부터는 대증요법으로 하는 거예요. 살아있는 동안 편안히 지낼 수 있게끔 진료를 받아야겠지요."

마지막으로 세브란스병원 연세암센터 정현철 원장이다. 역시, 암에 걸린다면 어떻게 하겠느냐 물었고, 정현철 원장이 대답한다.

"암이 진단되면 표준치료는 당연히 해야 합니다. 모든 치료법은 과거에 환자분들이 임상시험에 참가한 걸 가지고 의료진들이 연구한 결과 새로운 치료법이 개발된 것이기 때문에 이것이 표준치료가 된 것입니다. 지금 임상시험을 하는 환자들이 참여해서 연구 결과가 나오면 현재 표준치료라고 해도 과거의 치료가 되는 겁니다. 새로운 치료는 표준치료가 되는 과정을 거치며 나오는 것이거든요. 저도 당연히 저뿐만이 아니라, 앞으로 의학의 발전을 위해서 새로운 임상시험에 참여하는 건 당연하다고 생각합니다."

의사들도 고통 덜한 비수술요법을 원한다

당신이 암에 걸렸다면 어떻게 하겠느냐는 물음에, 국내 최고의 암병원 원장들은 모두 현대의학적인 방법을 택하는 것처럼 보인다. 그런데 자세히 들어보면, 국립암센터 이진우 원장을 제외한 4명은 완곡한 어법이긴 하지만 암에 걸렸을 때 수술을 하지 않겠다고 말하고 있다.

서울대 암병원 노동영 원장은 본인이 간암에 걸렸을 때 비수술요법을 하고 싶다고 말한다. 물론, 그것이 안 되었을 경우에 항암제나 간이식 수술을 받겠다는 생각을 비치긴 했지만, 처음부터 수술을 하겠다는 말은 하지 않는다.

가장 솔직하게 대답한 사람은 서울아산병원 암센터 이영주 소장이다. 그는 의사의 입장이 아니라, 속마음이라는 전제하에 '현대의학의 도움으로도 안 된다면 내 운명으로 알고 편안하게 살 수 있는 방법을 강구하겠다’ 고 말한다.

의사도 인간이고 보면, 암에 대한 두려움 또한 환자 못지않을 것이다. 그는 현대의학적인 방법으로 치료할 수 없다면, 고통 없이 편안하게 살 수 있는 방법을 찾겠다고 말하고 있다. 거론하지 않았지만 수술과 항암제 투여를 받지 않겠다는 생각을 엿볼 수 있다. 이영주 소장의 답변은 암 치료와 관련해 환자가 어떤 선택을 해야 하는지에 대한 방향을 제시하고 있다.

삼성서울병원 심영복 암센터장은 치료의 ‘가능성’ 에 주목한다. 완치가 되지 않는다면 당연히 부작용을 덜 받는 방법을 택하겠다고 말한다. 그는 항암치료의 부작용에 대해서 누구보다도 잘 알고 있을 것이다. 수술과 항암치료가 힘든 상황에서는 이영주 소장과 마찬가지로, 살아있는 동안 편하게 지낼 수 있는 방법을 취하겠다고 말한다.

세브란스병원 연세암센터 정현철 원장은 아주 완곡하면서도 우회적인 어법으로 수술 및 항암치료에 이외의 방법에 대해 말하고 있다. 그는 새로운 방법을 통해 암을 치유하는 방법을 찾는 것은 물론, 의학의 발전을 위해 자신이 직접 임상시험에 참여하겠다고 말한다. 이 말속에는 기존의 암 치료법인 항암치료가 배제되어 있다는 것을 알 수 있다.

오직 국립암센터 이진우 원장만이 암에 걸렸을 때 의사들이 환자들에게 하듯 수술을 하고, 운이 나빠서 재발하면 항암제를 맞겠다고 대답했다.

의사들은 누구보다 암 환자들을 많이 만난다. 그들은 암 치료를 위해 현재 일반적으로 통용되고 있는 수술 및 항암치료 여부 등을 결정하는 사람들이다. 우리나라 의사들의 자질과 의료 서비스 수준은 세계적으로 유명하다. 국내 최고의 암센터 원장들이 암에 걸렸을 때 대부분 비수술적인 방법을 선택하겠다고 말하고 있다. 이 말이 의미하는 바가 적지 않다.

그들이 책임을 지고 관장하고 있는 병원에서도 매일 수십 건의 크고 작은 암 수술 및 항암치료가 시행되고 있을 것이다. 그러한 사실을 모를 바 없는 의사들의 선택이 이렇다면, 의사가 아닌 일반인들이 암에 걸렸을 때 어떤 선택을 해야 하는지는 명확한 것 아니겠는가.

선택의 여지를 넓혀가라

인간은 태어나는 것 외에 죽을 때까지 매 순간 선택을 하며 살아간다 해도 틀린 말이 아니다. 부모와 자식 간의 인연이야 자신의 선택이 아닌 하늘이 정해준 것이니 그렇다고 치자. 배를 밀며 기어 다닐 때 손뼉 치며 자신을 부르는 여러 사람 중에서 누구에게로 갈 것인가부터 시작해 밥을 먹을 때 반찬을 고르는 일이며, 학교와 직장, 연인과 결혼 상대를 선택하는 일까지 매번 우리는 선택의 기로에 선다.

모두 나름대로 심사숙고하겠지만, 한순간의 선택에 따라 미래의 어느 지점에서 보이는 결과는 엄청난 차이가 생긴다. 하물며, 그것이 목숨이 결부된 선택이라면 정말 신중해야 한다. 같은 상황에서 서로 다른 선택을 했는데, 누군 살고 누군 죽는다. 경험자들의 사례와 의료계의 현실을 고려해 판단할 수 있다면, 우리가 선택할 수 있는 암 치료의 방법적 갈래를 최대한 넓힐 수 있을 것이다.

암에 걸렸을 때, 한순간 잘못 선택한 시간을 되돌리기에 우리에게 남겨진 시간은 그리 길지 않다는 것을 명심해야 한다.

젊은 사람들도 항암치료 후유증으로 머리카락이 빠지고 음식을 먹지 못하는 경우가 비일비재한데, 70대 중반의 노인에게 똑같은 처치를 한다는 것은 죽으라는 것과 다를 바 없다. 암세포를 잡겠다고 장기를 떼어내거나 독한 항암제 투여를 받게 하는 것은 불행한 일이다. 암 수술 전에는 음식을 먹거나 걷는데 전혀 문제가 없던 노인이 수술 후 아예 일어나지도 못하는 경우도 적지 않다.

칠십 중반 넘어 찾아온 암
누구를 위해 수술을 하는가?

"아버지를 기절시켜서라도 병원으로 모셔가 수술을 받게 하겠습니다. 그러니 남의 가정사에 이래라저래라 하지 마십시오!"

무시무시한 조폭 영화의 대사 같지만, 이 말은 실제로 있었던 상황의 한 대목을 그대로 옮겨 적은 것이다.

도대체 효심이 얼마나 깊기에 기절을 시켜서라도 아버지를 병원으로 모시고 가겠다는, 듣기에도 끔찍한 말을 아무 거리낌 없이 할 수 있단 말인가.

유복하게 자랐고 생활은 건전했으며 경제적인 여유도 어느 정도 갖추고 살던 70대 중반의 노부부에게 인생 말년에 불운이 찾아왔다. 부부 사이가 남매 같단 소리를 들을 정도로 사이가 좋았고 자식들 또한 공부를 잘해 각자 제 갈 길을 가고 있었다. 말 그대로 지금 죽어도 여한이 없는 인생인 듯했다. 그러던 어느 날 남편이 위암 판정을 받는다. 노부부는 고민했다. 인생 말년에 병들어 자식들 고생시키는 것도 원하는 바가 아니었으며, 그렇다고 호스피스 병동에 들어가 마냥 죽을 때만 기다리는 것도 내키질 않았다. 무엇보다 부부가 떨어져 지내야 한다는 것이 가장 마음 아프게 다가왔다. 노부부는 고민 끝에 시골에 내려가 지내며 자연요법으로 병을 치료하다 때가 되면 자연스레 죽음을 맞이하기로 결정한다.

자동차도 10년만 타면 여기저기 문제가 생기는데, 하물며 70년 넘게 살아온 몸에 이상이 없다는 게 이상한 것이라고 남편은 생각했다. 평소에도 나이가 들어 아프게 되거나 암에 걸리게 되면 수술이나 항암제를 투여하지 않고 약과 음식으로만 치유하며 주어진 생을 살다 가겠노라 생각하곤 했다.

담당 의사는 적극적으로 수술을 권하지는 않았지만, 그렇다고 해서 수술을 하지 마라 단정 지어 말하지도 않았다. 다만 자식들과 잘 상의해서 결정하라는 말만 할 뿐이었다. 의사는 개인의 양심과 병원의 입장 사이에서 고민했을 것이다. 두 가지 모두 양립할 수 있다면 얼마나 좋을까마는 현실은 그렇지 못했다. 의사는 병원의 수익을 최우선에 두고 일을 해야 하기 때문이다. 개인병원은 물론이고, 종합병원의 경우에도 본인이 벌어들인 수익이 곧 의사의 자질로 평가되고 있다는 것은 누구나 아는 사실이다.

수술해야 자식 맘이 편하다?

현직 의사인 송윤희 감독이 만든 다큐멘터리 영화 〈하얀 정글〉을 보면, 종합병원 의사들은 매일 같이 병원 측으로부터 휴대폰으로 자신의 실적표를 전달받는다. 당일 외래는 몇 명이고, 다음 날 예약은 몇 명이며, 현재 총 병상 수와 병상 운용 실태를 통보받는 것이다. 쉽게 말하자면, 오늘 당신이 벌어들인 돈이 얼마쯤 되니 좀 더 벌어야 하지 않겠느냐는 일종의 독려 같은 것이다. 동료 의사나 타과에 밀리지 않기 위해서 가능한 많은 환자에게 값비싼 MRI(자기공명영상) 촬영을 권해야 하고, 빈 병실을 채우기 위해 부지런히 입원 환자를 만들어내야 하는 것이다.

"교수회의 때 강당으로 갔는데, 파워포인트로 1등부터 순위가 쫙 나오면서 얼마 벌었고, 얼마 벌었고 이런 걸 쭉 다 얘기를 했다고 해요. 교수님들이 그렇게 실적을 내야 되고 돈을 벌어야 되고 순위가 매겨지니까 과잉 진료를 하게 되고…… 돈으로 성적이 나오니까 교수님들도 다 스트레스를 받아야 하고……."

〈하얀 정글〉에 등장한 현직 간호사의 증언이다.

노부부는 지인들을 통해 여기저기 살만한 곳을 알아보는 한편, 대체의학과 자연치유에 관한 정보를 얻기 위해 주변 사람들로부터 추천을 받은 곳으로 내려와 함께 생활하던 참이었다.

한편 노부부가 사라지자 집안은 발칵 뒤집혔다. 대강의 계획을 딸에게 이야기해 놓고 집을 떠나왔음에도, 자식들은 수술에 대한 집착을 버리지 못했다. 수술만 받으면 살 수 있는데 왜 쓸데없이 딴 데 가서 고생하느냐는 거였다. 노부부가 물려줄 수 있는 건 그들이 살던 집 한 채뿐이었다. 이미 모든 재산을 자식들에게 물려준 상태였기 때문에 노부부도 자식들에게 할 만큼 했다고 여기던 터였다.

자식들은 수소문 끝에 노부부가 자연치유를 익히며 기거하고 있던 곳으로 내려와 부모를 만났고, 조금은 격해진 감정으로 서운함을 토로했다. 이때, 부모님의 의중을 대신 설명해주던 사람에게 아들이 소리치듯 던진 말이 바로 아버지를 기절시켜서라도 수술을 받게 하겠다는 거였다.

노화(老化)는 서서히 일어나는 현상이며, 우리가 아무리 노력을 해도 시간을 거꾸로 되돌리지 못하는 것은 만고불변의 진리이다. 노화는 죽음의 전 단계인데, 외상이나 병균의 감염 등에 의해서 일어나는 것이 아니기 때문에 갑작스럽기보다는 완만하게 진행된다.

나이가 들수록 우리 몸은 모든 면에서 활동이 더뎌진다. 상대적으로 시간만 빠르게 흐를 뿐, 혈액순환이며 운동신경, 인체의 면역력 및 회복 능력 또한 현저하게 저하된다. 노화란, 한 마디로 몸에 병이 들 확률이 높다는 것을 말한다.

암이 발생했을 경우에도 마찬가지로 그 진행이 더디다는 점을 유추할 수 있다. 흔히 암의 전이를 말할 때 퍼진다고 표현한다. 퍼진다,

침투한다는 말은 넓고 깊숙하게 암세포가 움직인다는 뜻을 내포하고 있다. 넓게, 그리고 깊숙이 움직이기 위해서는 암세포가 재빨라야 하는데, 노화가 오면 아무래도 이러한 진행이 더딜 수밖에 없다. 물론, 치료 역시 다르지 않으므로 암을 완치한다는 생각보다는 진행을 좀 더 늦추는 쪽으로 생각해봐야 하는 것이다.

문제는 수술이다. 젊은 사람도 암 수술을 하고 나면 기력이 탈진해 얼마간 움직이지도 못하는데, 하물며 기력이며 면역력, 인체의 모든 기능이 약해질 대로 약해진 상태인 노인에게 전신 마취 후 수술을 감당케 하는 것은 어긋난 효심이요, 지나친 억지일 뿐이다.

더군다나 암 수술 이후의 항암치료까지 고통스레 받게 하는 것은 노부모의 죽음을 눈으로 보면서도 방관하겠다는 것과 같다. 젊은 사람들도 항암치료 후유증으로 머리카락이 빠지고 음식을 먹지 못하는 경우가 비일비재한데, 70세 중반의 노인에게 똑같은 처치를 한다는 것은 죽으라는 것과 다를 바 없다.

암으로 인해 음식을 먹지 못하거나 소화기능에 문제가 있을 때 음식물 투입이나 기타 이유로 간단한 수술을 할 수는 있을 것이다. 그러나 암세포를 잡겠다고 장기를 떼어내거나 독한 항암제 투여를 받게 하는 것은 당사자나 자식들에게도 불행한 일이 아닐 수 없다. 주변을 한 번 살펴보라. 암 수술 전에는 음식을 먹거나 걷는데 전혀 문제가 없던 노인이 수술 후 아예 일어나지도 못하는 경우가 얼마나 많은가.

70대 중반, 암 수술 의미 없어

그날 이후, 노부부의 소식을 듣지 못했으나 아마도 자식의 의지대로 아버지는 수술대 위에 올라갔을 것이다.

나이 70세 중반 넘어 암이 찾아왔을 때, 수술을 하고 항암치료를 한다면 그것은 과연 누구를 위한 수술이며 누구를 위한 항암치료인가? 수술을 원하지 않는 부모를 강제적으로 병원에 모셔 놓고 수술과 항암제 투여로 고통을 받게 하는 것이 자식 된 도리를 다하는 것인지 생각해 볼 필요가 있다.

암 수술 후 부모를 잃은 자식들에게서 종종 들을 수 있는 말 한마디가 있다.

"수술이라도 한 번 받게 해드렸으니, 후회는 없다."

돌아가신 아버지에 대한 위로인지, 아니면 자식들의 자기만족을 위한 변명인지 묻지 않을 수 없다.

요즘엔 암 환자가 생기면 무조건 서울로 보내버린다. 서울에 대형병원들이 모여 있기 때문이다. 사정이 이렇다 보니 1, 2차 의료기관의 진료의뢰서를 받아든 전국의 암 환자들이 3차 진료기관인 대형병원 진료실 앞에 진을 치고 있는 진풍경이 연출된다. 마치 공장의 컨베이어벨트가 돌아가듯, 환자들은 호명되는 순서에 따라 컨베이어벨트식 진료를 받는다. 그것도 딱 3분 내외다. 한두 시간 기다린 것을 생각하면 3분이란 시간은 허무하기까지 하다.

마음에 담아두면 그것마저 병 될지니

30초 진료를 아는가? 우리나라 의료 현실을 파헤친 다큐멘터리 영화 〈하얀 정글〉의 한 장면. 대형병원에서 환자 한 명을 진료하는데 얼마나 걸리는지 병원 진료실 앞에서 시간을 잰다. 놀랍게도, 딱 30초였다.

우리가 일상생활 중 30초 안에 할 수 있는 것이 몇 가지나 있을까? 노래 한 곡을 불러도 3분 이상이요, 아무리 용건만 간단히 말한다 해도 전화 통화를 30초 이내에 끝내는 것 또한 쉽지 않다. 하물며, 몸이 아파 병원엘 갔는데 30초 안에 그 모든 문제를 검토하고 확인하며 예상까지 해야 하는 것이다.

의사는 환자의 눈을 보지 않고 모니터를 쳐다본다. 의사는 형식적으로 몇 마디 묻는다. 그리고는 환자의 이야기를 듣기보다 자기가 할 말만 몇 마디하고는 진료를 끝낸다. 앞에 앉은 환자는 간밤에 찾아온 통증 문제부터 약을 먹었을 때 울렁거리는 증상까지 이것저것 물어볼 것도 많은데, 그럴 기회조차 없다. 좀 더 머물며 몇 마디라도 물어볼 참이면, 옆에 서 있던 간호사가 대신 응대를 해준다. 아쉽지만 다음 기회를 예약하며 물러설 수밖에 없다.

환자 말 잘 들어주는 것도 치료

1980년대 말, 수많은 사람의 암을 고쳐준 것으로 유명한 『神藥』의 저자 김일훈(金一勳. 1909~1992) 선생이 지리산 자락에서 암 환자들을 돌봐줄 때다. 그날도 선생 댁 앞에는 전국에서 모여든 암 환자들이 처방을 받기 위해 줄지어 서 있었다고 한다. 그런데 차례가 된 한 여인이 선생 앞에 앉더니 병에 대한 것은 물론이고, 고생하며 살아온 얘기며 남편 바람기 때문에 속 썩은 사연까지 마치 장맛비에 둑 터지듯 하염없이 하소연을 하더란다.

그녀의 이야기는 30분이 넘어도 끝날 줄을 몰랐고, 뒤에서 기다리던 사람들이 술렁거리기 시작했다. 이를 보다 못한 선생의 자제가 그녀의 말을 끊으며 다음 사람을 위해 이쯤에서 이야기를 멈출 것을 부탁했다. 그녀도 눈치를 챘는지 그제야 어물거리며 반쯤 밖으로 튀어나온 말을 억지로 집어넣으려는 순간, 선생이 아들의 행동을 제지하며 한 말씀 했다고 한다.

"그냥 둬라. 아주머니 말을 막으면 그것도 병이 돼. 이 아주머니 말을 들어주는 것도 치료야. 저 깊은 한(恨)을 마음에 담아두고 있으면서 무슨 놈의 암을 치료하겠니."

우리 몸이 외부에서 압력을 받으면 긴장, 흥분, 각성, 불안 같은 생리 반응이 일어나는데 이런 외부 압력을 '스트레스 요인'이라 부르고, 여기에서 벗어나 원상 복귀하려는 반작용을 '스트레스'라고 칭한다.

현대의학에서 모든 질병의 단초가 되는 것처럼 여겨지는 이 스트레스와 비슷한 증상을 가진 말 중에 '울화(鬱火)'가 있다. 울화병(鬱火病)이라고도 불리는 화병(火病)은 얼마 전까지만 해도 우리나라에만 있는 병명의 하나로 여겨졌으나, 지금은 국제적으로 공인된 공식 병명이 되었다. 주로 중년 이후의 여성들에게서 많이 발생하고 있으며, 울화로 인해 중풍이 발병한 경우도 30%나 된다는 보고도 있다. 여성 암으로 투병 중인 환자들이 울화병에 노출될 가능성이 높다는 연구 결과가 제시되기도 했다. 화병 자체는 화를 해소함으로써 해결되기도 하지만, 심혈관계의 질병들(고혈압, 협심증, 심장병, 뇌 순환장애 등)이 있는 사람에게는 치명적일 수 있다.

스트레스와 울화병은 병명과 증상만 있을 뿐, 현대 의학적으로 밝혀진 것이 없기 때문에 특별한 치료 방법 또한 알려진 게 없다. 다만 원인을 찾아내 그것을 해소하려는 심리적 노력이 선행되어야 다른 질병으로 번지는 것을 미연에 예방할 수 있고, 암 등 기존에 앓고 있던 질병의 치료에도 도움이 된다.

치유(治癒)란 무엇인가? 치료(治療)하여 낫게 되는 것을 치유라 한다. 치유는 치료의 의미에 심리적인 안정감을 더해진 뜻을 담고 있다. 아픈 몸이 낫는 것을 목적으로 삼았을 때, 치료의 방법은 여러 가지가 있을 수 있다. 병원에서 진료를 받은 후에 나을 수도 있고, 약을 먹어 나을 수도 있으며, 흔한 일은 아니지만 저절로 낫는 경우도 있다.

그런데 이러한 치료들은 치유의 개념까지 나아가지 못하고 대개 대증요법(對症療法)에만 국한된 경우가 적지 않다. 대증요법이란 질병의 원인을 찾기 어려운 상황에서 표면에 나타난 증상만을 가지고 이에 대응하여 치료하는 방법을 말하는데, 사실 표면적인 현상만 보고 그 질병의 원인까지 헤아릴 수 있는 의사는 흔치 않다. 표면적인 증상만 치료한다고 해서 질병의 뿌리까지 제거된다면 좋겠지만, 그게 생각처럼 쉬운 일은 아니다.

눈동자에 황달이 찾아왔을 때, 우리는 눈동자보다는 간에 문제가 있음을 알 수 있다. 그러나 실제로 암이 찾아왔을 때, 우리는 그것의 뿌리보다는 곁 가지를 쳐내는 일에만 치중하게 되는데, 여기에서 치유와 치료의 의미가 극명하게 나뉘게 된다. 치유엔 마음의 상태까지 보듬어 병을 극복하고자 하는 의미가 담겨 있는 것이다.

30일 기다려 3분 얘기 듣고 진료 끝

30초 진료의 실상에 관해 얘기했지만, 우리나라 대형병원 의사들의 평균 진료 시간은 3분 정도이다. 환자와 얼굴을 마주하고 편안하게 이야기를 나눌 시간도 없이, 의사는 모니터로 환자의 현재 상태만 점검하고는 처방을 내린 후 옆방으로 옮겨 다른 환자의 모니터를 들여다본다.

물론, 이러한 진료 행태가 전적으로 돈 때문만은 아니다. 사람은 서울로 보내고 망아지는 제주도로 보내라는 말이 있는데, 요즘엔 암 환자가 생기면 무조건 서울로 보내버린다. 서울에 대형병원들이 모여 있기 때문이다. 사정이 이렇다 보니 1, 2차 의료기관의 진료의뢰서를 받아든 전국의 암 환자들이 번호표를 들고 3차 진료기관인 대형병원 진료실 앞에 진을 치고 앉아 있는 진풍경이 연출되는 것이다. 마치 공장의 컨베이어벨트가 돌아가듯, 환자들은 호명되는 순서에 따라 컨베이어 벨트식 진료를 받는다. 그것도 딱 3분 내외다. 한두 시간 기다린 것을 생각하면 3분이란 진료시간은 허무하기까지 하다.

의사들이라고 해서 할 말이 없는 것은 아니다. 대개 의대 교수들은 하루 중 오전이나 오후에 반나절 외래 진료를 보는데, 이를 한 세션이라고 부른다. 보통 오전 세션 외래 진료는 아침 9시부터 12시, 오후 진료는 2시부터 5시까지다. 그래야 하루 8시간 근무하는 간호사 및 의료기사와 근무 시간을 맞출 수 있다. 유명 대학병원 내과 교수의 한 세션 당 평균 외래 환자는 45명 정도이다. 이를 진료 시간 3시간, 즉 180분으로 나누면 환자 한 명당 4분이 할당되고, 환자가 들어오고 나가는 시간을 빼면 정확히 3분 진료가 되는 것이다. 의사와 마주보고 대화는커녕 인사조차 제대로 할 수 없는 3분이란 시간 속에 우리의 생명을 맡기고 있는 것이다.

암도 마음 치료가 필요하다

서울의 유명 대학병원과 달리 시골의 작은 병원들은 얘기가 좀 다른 곳도 있다. 병원이라고 해봐야 고작 작은 의원 한두 개가 전부인, 노인들이 주로 거주하는 시골 소읍의 병원 중에서도 유독 문턱이 닳도록 사람들이 드나드는 병원이 있다. 그 병원엔 십중팔구 환자의 말을 잘 들어주는 의사가 있다고 보면 된다.

물론, 병원 입장에서는 빨리빨리 진료를 해야 보다 많은 사람들을 받을 수 있겠지만, 어차피 치료가 급한 사람들은 대도시의 대형병원으로 옮겨 갔을 것이다. 주요 고객인 노인들의 하소연을 들어주는 것이 병원의 이익은 물론이고, 실종된 의사의 사명감을 회복시키기 위해서라도 필요하다. 의사가 잠시라도 환자의 말에 귀를 기울여주는 것은 자식들뿐만 아니라 그 누구와도 몸에 관해 제대로 얘기할 수 없었던 노인들에게 좋은 심리치료법이 될 수 있기 때문이다.

고인 물이 썩듯이, 마음에 쌓인 화는 병을 부르게 마련이다. 스스로 제 마음을 다스릴 줄 안다면 좋겠지만, 대부분의 사람은 그렇지 못하기 때문에 문제가 되는 것이다.

물론, 우리가 병원을 찾아가는 이유는 현대적인 의료 시설을 통해 우리 몸을 들여다보고 암을 비롯한 수많은 병을 치료하기 위해서이다. 그런데 MRI를 통해서도 보이지 않는 우리 마음의 병은 어디에서 고쳐야 할까?

의사들이 우리를 위해 시간을 내줄 수 없다면, 우리 스스로 자기 자신을 위해 시간을 내야 하는 건 아닐까? 의사가 나를 위해 위로의 말을 건넬 여유조차 없다면, 스스로 자기 자신에게 위로와 격려의 말을 해주는 건 어떨까?

약을 만들거나 약을 이용해 질병을 치료하는 사람들은 환자들이 지닌 간절한 마음을 헤아려야 한다. 그들의 절박한 심정을 절반만 이해한다면, 질병으로 인한 세상의 고통 또한 절반으로 줄어들 것이다. 그 절박함을 돈벌이에 이용하는 사람들에 의해 고통의 외연은 점점 확대되는 것이며, 슬픔 또한 깊어지는 것이다. 그럼에도 불구하고, 병원은 아픈 사람들의 치료와 생명 연장을 위해 꼭 필요한 시설이다. 사람들은 병원이 의료 및 제약자본의 수익을 창출하는 곳으로 기능하기보다는 사람을 돌보고 생명을 지키는 본래의 기능에 좀 더 충실해지기를 바랄 뿐이다.

의사 사위 둔 60대 폐암 환자의 선택

60대 폐암 환자라고 하기엔 혈색도 좋았고, 무엇보다 점잖은 행동은 그를 더욱 눈에 띄게 만들었다. 곁에서 이래라저래라 한다고 해서 곧이들을 사람 같아 보이지도 않았으며 언제나 온화한 표정을 지어 보이곤 했다. 그러나 그에게도 말 못할 사정은 있었으니, 사위가 의사였다. 남들이 보기엔 사위가 의사면 얼마나 좋겠냐고 하겠지만, 그는 그렇지 못했다. 폐암 진단을 받자마자 사위가 일하고 있는 대학병원에 입원해 정밀검진을 받았다. 남들은 한참을 기다려야 했지만 그는 사위 덕분에 그럴 필요가 없었다.

문제는 다른 데 있었다. 사위는 내과의사가 아니었기 때문에 그에게 병원 수속이나 폐암에 관한 의료 정보 외에는 달리 도움을 줄 수가 없었다. 워낙 진료과목이 세분화 되어 있다 보니 의사라고 한들

자기 전공 이외의 다른 질병에 대해서는 크게 손을 쓸 수가 없었던 것이다. 더군다나 사위는 전문의 자격증을 취득한 지도 얼마 되지 않았다. 그는 사위에게 부담이 되기 싫었고, 사위는 사위대로 장인에게 도움이 되지 못해 미안해하던 터였다.

폐암이었으므로, 쉽게 수술을 결정할 수 없었다. 그는 몇 가지 방법을 고민했고 항암치료를 받는 대신 공기 맑은 곳에서 자연요법을 하며 치료하기로 마음먹었다. 의사 사위는 병원 치료의 장점에 대해 장인에게 한참을 얘기했지만, 본인 자신도 결과에 대한 확신을 갖고 있진 못했다.

사위는 그가 머물고 있는 거처에 종종 다녀가곤 했는데, 그는 끝까지 주변 사람들에게 자신의 사위가 의사라는 말을 하지 않았다. 혹시라도 사위가 무안한 일을 당하지 않을까 하는 걱정도 있었지만, 무엇보다 현대의학의 한계에 대해 그 스스로도 느끼는 게 있었기 때문이었다.

헤어지며 마지막으로 보았던 그의 얼굴은 여전히 평온해 보였다. 몇 년이 흘렀지만, 아직도 어딘가에서 건강하게 살고 있을 것이라는 믿음이 있다.

제약회사의 관심은 치료보다 수익의 극대화

의술과 의학은 같은 것인가? 요즘 의사들을 보면 학문적인 연구를 병행하기보다는 기술적인 문제에만 집착하는 것 같다. 로봇 수술이니 해서 수술의 기술적인 면만 집중한 나머지 약에 대한 고려를 등한시하는 것 같은 느낌을 지울 수가 없다. 당연할 수밖에 없는 게, 병원에 수익을 가져다주는 것은 약보다는 수술이나 입원 같은 의료 서비스에 집중돼 있기 때문일 것이다.

과거 의사들은 여러 가지 열악한 조건에도 불구하고 스스로 질병을 연구하고 치료방법을 알아내려 노력하였는데, 의약 분업 때문이기도 하겠지만 오늘날에는 병원에 귀속된 모든 의사가 제약회사가 만들어낸 의약품만을 그대로 처방해 버린다. 질병에 대한 지식은 물론, 약에 대한 고민도 병행해야 하는데도 제약회사가 만든 약만을 처방할 수밖에 없다. 숱한 실험과 개발비를 투여해 만든 약이겠지만, 익히 알려진 바와 같이 제약회사의 최종 관심은 환자의 치료보다는 수익의 극대화에 있다.

그러므로 제약회사들은 한두 번 투여해 병을 고치는 약을 만들기보다는 심장약이나 당뇨병 약처럼 죽을 때까지 복용해야 하는 약을 만드는 것이다. 암이라고 해서 다를 것은 없다.

의료사고로 1년간 30만 명 사망

1993년 1월 13일, 미국 소비자 보호단체인 랄프 내더 그룹에서 미국 병원에서의 사망 원인을 3년에 걸쳐 연구한 끝에 1,500페이지에 달하는 연구 보고서를 발표했는데, 가장 충격적인 내용은 '미국 내 병원에서만 매년 미국인 30만 명을 의료 태만 행위로 죽인다' 는 것이었다. 연구 보고서에 '죽인다' 라는 단어를 쓴 것이다.

이에 대해 『죽은 의사는 거짓말을 하지 않는다』의 저자이자 의사인 조엘 웰렉은 연구 보고서에 '죽인다' 라는 단어를 쓴 것은 의사가 의료행위를 할 때 과오를 범하는 것을 뜻한다고 말했다. 약을 잘못 처방하기도 하고 처방 시 소수점을 잘못 찍어 약의 용량을 잘못 줌으로써 의사들이 1년에 30만 명이나 죽인다는 내용이었다. 월남전에서 10년간 미군이 입은 인명 손실이 5만6천 명이었으니, 그 5배에 달하는 사람들이 1년 동안에 의료사고로 죽어 나갔던 것이다.

약을 만들거나 약을 이용해 질병을 치료하는 사람들은 환자들이 지닌 간절한 마음을 헤아려야 한다. 그들의 절박한 심정을 절반만 이해한다면, 질병으로 인한 세상의 고통 또한 절반으로 줄어들 것이다. 그 절박함을 돈벌이에 이용하는 사람들에 의해 고통의 외연은 점점 확대되는 것이며, 슬픔 또한 깊어지는 것이다.

그럼에도 불구하고, 병원은 아픈 사람들의 치료와 생명 연장을 위해 꼭 필요한 시설이다. 다만 세상 사람들은 병원이 의료 및 제약자본의 수익을 창출하는 곳으로 기능하기보다는 사람을 돌보고 생명을 지키는 본래의 기능에 좀 더 충실해지기를 바랄 뿐이다. 빈부귀천 구분 없는 생명의 소중함, 그것은 그 누구도 부정할 수 없는 의료인이 지켜야 할 가장 중요한 가치이다.

암을 완치한 사람 중엔 밥 먹을 힘만 있으면 무슨 병이든 충분히 나을 수 있다고 말하는 사람들이 많다. 음식물 섭취를 통해 에너지를 공급해야 인체의 균형이 잡혀 면역력이 증강되는데, 암 환자의 경우 항암치료 부작용 때문에 음식을 먹지 못하는 경우가 비일비재하다. 기름이 떨어졌을 때 자동차가 움직일 수 없는 이치와 같다. 실제로 암 환자의 직접 사인 중 영양실조가 적지 않다.

암 치료, 수술과 항암만이 최선인가?

병에 걸리지 않도록 건강을 잘 관리하는 것을 섭생(攝生)이라고 한다. 섭생과 관련해서 흔히 쓰는 용어 중에 약식동원(藥食同源)이란 말이 있다. 약과 음식은 그 근원이 서로 같다는 뜻인데, 평소 음식을 잘 섭취하면 아플 일도 없고 따로 약을 쓸 필요도 없다는 말이다. 암을 완치한 사람 중엔 밥 먹을 힘만 있으면 무슨 병이든 충분히 나을 수 있다고 말하는 사람들이 많다. 음식물 섭취를 통해 에너지를 공급해야 인체의 균형이 잡혀 면역력이 증강되는데, 암 환자의 경우 항암치료 부작용 때문에 음식을 먹지 못하는 경우가 비일비재하다. 이것은 기름이 떨어졌을 때 자동차가 움직일 수 없는 것과 같다. 실제로 암 환자의 직접 사인 중 영양실조가 적지 않다.

음식은 단순히 에너지만 공급하는 것은 아니다. 음식 속에는 약이 되는 성분이 함께 들어 있으며, 그 성분들은 미량이지만 몸속에 들어

가서 큰 힘을 발휘하게 된다. 다국적 제약업체들이 즐비한 미국에서조차 암에 좋은 식품을 줄기차게 발표하고 있는 것만 보더라도 음식을 통한 면역력 증강이 암 예방과 치료에 있어 아주 중요한 요건이라는 것을 알 수 있다.

1999년, 뉴욕 타임즈는 2000년을 앞두고 지난 천 년 동안 인간이 섭취한 최고의 식품을 선정했는데, 그것은 바로 마늘이었다. 그들이 가장 싫어하는 냄새의 주인공인 마늘이지만, 식품으로서의 의미뿐만 아니라 약으로서 기능을 높이 샀던 것이다. 뉴욕 타임즈는 마늘이 4500년간 인류가 섭취해온 식품이라는 점, 강력한 항암물질과 항염증, 항균 등 의학적 가치를 인정받고 있다는 점을 선정 이유로 꼽았다.

어디 그뿐인가. 타임지 또한 10대 슈퍼 푸드를 선정하곤 하는데, 마늘이 한 번도 빠진 적이 없다. 미국 사람들만 마늘의 약성을 높이 사는 것은 아니다. 마늘은 러시아제 페니실린이라는 말이 있다. 1, 2차 세계대전에 참전한 러시아 병사들이 주머니에 통마늘을 갖고 다니며 먹었기 때문이다. 단지 배가 고팠다면 빵을 들고 다녔을 것이다. 그러나 러시아인들은 마늘이 지닌 항균, 항염증, 강장효과 등의 효능을 이미 알고 있었다.

마늘 구워 죽염 찍어 먹고 위암을 고치다

이OO 씨(67세)는 지난 1999년 10월 서울대병원에서 위암 3기 진단을 받았다. 그 전에 4년 동안 속이 안 좋아 병원을 찾아가 숱하게 위 내시경을 했는데도 별 이상이 없다는 얘기만 들었다. 그러던 어느 날 아침 속이 너무 아프고 가래가 심하게 나와 대학병원엘 가서 소화기와 호흡기 정밀 진단을 받았다. 첫날, 위 조영술을 받고 난 후 위에 이상이 있다는 판정을 받는다. 의사는 그에게 소화는 잘되느냐고 물었고, 그는 잘 된다고 대답했다. 다음날, 위내시경 검사를 마친 의사는 그에게 위암 3기 판정을 내렸다. 의사는 위 점막에 1센티미터 종양 2개와 0.5센티미터 종양 2개가 각각 발견됐는데 자신의 경험상으로는 암세포가 신장과 간에 전이됐을 확률이 매우 크다고 말했다. 더불어 당장 수술하지 않으면 위험할 수 있다고 경고하며 내시경 수술을 권했다. 그러면서 덧붙이기를 내시경 수술 시 과다 출혈이 발생하면 사망할 수도 있다고 했다.

잦은 회식과 음주, 흡연을 했지만 늘 산행과 운동을 하며 건강을 지켜왔기에 자신이 암에 걸리라고는 꿈에도 생각하지 못했다. 더군다나 수술하다가 죽을 수도 있다니! 살자고 하는 수술인데 잘못하면 죽을 수도 있다는 말이 귓가에 맴돌았다. 고민 끝에 수술을 받지 않기로 했다. 어떻게든 다른 방법을 찾을 수 있을 것이라고 생각한 그는 다른 이의 체험 사례와 암 치유 관련 책을 찾아 읽기 시작했다.

점점 그의 몸은 마르기 시작했다. 2년 동안 암 진단을 받기 전보다 체중이 무려 20kg이나 줄었다. 75kg이던 몸무게가 55kg을 밑돌았다. 체중 감소와 소화불량, 답답함에 시달리던 그는 다시 병원을 찾았고, 의사는 전보다 종양이 더 커졌다고 말했다. 1cm짜리 2개는 1.5cm로, 0.5cm짜리 2개는 0.8cm로 각각 커졌다고 했다. 의사는 시키는 대로 수술을 안 하더니 암만 키우지 않았느냐는 듯한 뉘앙스를 풍기며 암세포가 너무 많으니 빨리 수술을 해야 한다고 재촉했다. 의사는 수술 의뢰서를 써 주면서도 비슷한 경우를 봐서 아는데 수술하지 않으면 6개월이라고 못을 박았다.

한눈 한 번 안 팔고 공무원 생활만 해온 그였다. 수술 후 앓다 죽으면 그 뒷감당은 고스란히 가족들이 져야 한다는 생각을 하니 한숨만 나왔다. 죽고 싶다는 생각이 들었지만, 부모님과 자식을 두고 죽는 것보다 어떻게든 살아남는 것이 그들에 대한 도리라고 생각했다. 마음을 돌려 돌아오는 길에 그는 서점에 들러 암 관련 책자를 몇 권 사 들고 집으로 왔다. 그중 밭에서 재배한 마늘을 구워 죽염에 찍어 먹으면 좋다는 글을 읽고 당장 그대로 실천하기 시작했다. 마늘을 구워 죽염에 찍어 먹으면서 얼마 지나지 않아 긍정적인 현상들이 나타나기 시작했다. 암 진단 후 환각에 시달리곤 했었는데 그런 증상이 감쪽같이 사라졌다. 55kg까지 빠졌던 체중이 다시 65kg까지 회복됐다.

수술을 하지 않고 구운 마늘과 죽염으로 몸을 치유하겠다고 하자 집안에서 난리가 났다. 그의 아내와 자식들은 병원에서 수술을 권하니 수술을 해야 하지 않겠느냐며 그를 설득했다. 다만 팔순 노모만이 마음 정한 대로 하라며 그를 지지했다.

2003년 12월, 그는 다시 병원을 찾았다. 몸 상태도 양호하고 느낌도 좋아 분명 나아졌을 거란 확신이 들긴 했지만, 그래도 암이 어떻게 됐는지 확인하고픈 마음이 들었다. 내시경 사진을 들여다보던 의사가 놀란 눈을 하며 종양이 없어졌다고 말했다. 믿어지지 않는 표정으로, 의사는 그에게 종양은 아예 없고 일반인들에게 흔한 위염만 조금 있을 뿐이라고 재차 설명했다.

이후 그는 위내시경 검진을 받을 때마다 같은 연령대의 일반인보다 훨씬 건강하다는 판정을 받는다. 그렇게 수술 안 하고 암을 고쳤다는 소식이 알려지면서 방송국마다 그의 치병 사례를 세상에 전했고, 그는 지금 식품으로 암을 치유한 유명인이 되어 사람들에게 자신의 암 치유 과정을 소개하며 건강하게 살고 있다.

인간의 정상 체온은 36.5℃이다. 그런데 암 환자를 비롯한 병에 걸린 사람들의 체온은 정상인의 체온보다 낮다. 만약 체온이 35℃ 이하로 내려가면 저체온증으로 목숨이 위태로워진다. 체온은 그만큼 중요하다. 어떻게 지속적으로 정상 체온을 유지하며 몸을 따뜻하게 하느냐가 암을 예방하는 가장 중요한 관건이다. 혈액이든 기름이든 차가우면 뭉치고 따뜻하면 녹는 게 정해진 이치다. 그것이 뭐든 뭉치면 몸에 문제가 생길 수밖에 없다. 종양 역시 돌연변이 세포가 뭉쳐서 만들어진 것이다.

몸이 차가워서 암에 걸린 건가?
암에 걸려서 몸이 차가워진 건가?

암 환자는 몸이 차다. 그다지 예민한 사람이 아니더라도 암 환자의 손을 잡을 때 마치 얼음장을 만지는 것 같다는 느낌이 들었던 적이 있었을 것이다. 손이 차다는 것은 몸이 차다는 것이고, 몸이 차다는 것은 마음 또한 차갑다는 것을 의미한다. 암 환자들의 눈빛을 보면, 그렇게 차가울 수가 없다. 모든 후회와 분노와 자포자기의 심정마저 스며든 눈빛은 그 자체만으로도 암이다.

암 환자의 몸이 차가운 이유가 암 때문일까? 아니면, 몸을 차갑게 해서 암이 온 것일까? 둘 다 맞는 말이다. 암에 걸려 신체 기능이 균형을 잡지 못하고 문제가 생길 때 당연히 체온은 내려간다. 체온은 순환의 문제인데, 혈액이나 기의 순환이 제대로 이루어지지 못하는 것이다. 암에 걸리면 몸이 차가워지는 이유다. 반대로, 몸이 오랫동안 차가운 사람 또한 혈액이나 기 순환이 안 되고 적체가 된다. 위와 같은 이유로 암에 걸릴 확률이 높아지는 것이다. 어쨌거나 이러한 사실에 근거해 암은 체온에 민감하고 나아가 열(熱)에 약하다는 결론을 얻을 수 있다.

'그의 몸이 싸늘하게 식어갔다.' 어느 소설에서나 나올 법한 이 말은 사람의 죽음을 빗댄 대표적인 표현이다. 단순히 죽었다는 표현보다 훨씬 멋있게 읽히는 게 사실이다. 그런 그렇고 왜 사람들은 식어갔다는 말로 죽음을 드러낸 것일까?

인간은 뜨겁게 태어난다. 아이 때는 체온이 높아 얼굴이 불그스레하다. 젊었을 땐 뭐든 뜨겁게 불타오른다. 그런데 나이가 들수록 붉은색은 옅어지고 몸이 메말라 간다. 몸에 수분이 적어지면 살과 수분이 충만하던 젊을 때와 달리 급속도로 차가워진다. 결국, 흰머리가 늘고 몸은 차가운 상태가 지속된다. 그리고 마지막엔 차가운 얼음장처럼 식어버리는 것이다.

인간의 정상 체온은 36.5℃이다. 그런데 암 환자를 비롯한 병에 걸린 사람들의 체온은 정상인의 체온보다 낮다. 만약 체온이 35℃ 이하로 내려가면 저체온증으로 목숨이 위태로워진다. 체온은 그만큼 중요하다. 어떻게 지속적으로 정상 체온을 유지하며 몸을 따뜻하게 하느냐가 암을 예방하는 가장 중요한 관건이다.

언제부터인가 냉장고 없는 생활을 상상할 수 없게 되었다. 사계절 내내 음식을 차갑게 보존해서 먹는다. 언제 만들어진 음식인지도 알 수 없으며, 어느 철에 먹어야 하는 음식인지도 모른다. 오랫동안 우리 몸이 적응해왔던 체온 조절 시스템이 몇십 년 사이에 급격하게 무너지고 있는 것이다. 우리 몸이 차가워지지 않는 게 이상한 일이다.

차가우면 뭉치고 뭉치면 암이 된다

체온과 관련해 머리를 포함한 상반신은 차갑게 하고 배를 포함한 하반신은 따뜻하게 해주는 게 좋다. 동양의학에서는 수승화강(水昇火降)이라고 해서 차가운 기운은 위로 올라가게 하고 뜨거운 기운은 아래로 내려가게 하라고 했다. 온몸에 피를 공급하는, 불의 상징인 심장의 노력 덕분에 상반신은 언제나 뜨겁다. 반대로, 물을 관장하는 신장으로 대변되는 하반신은 언제나 차가울 수밖에 없다. 불은 올라가려는 성질이 있고 물은 내려가는 성질이 있다. 이 신장의 물기운이 심장의 불기운을 식혀주지 않으면 심장의 불기운은 곧바로 머리로 올라가게 되는 것이다. 몸을 따뜻하게 하라는 말은 물 기운을 데워줌으로써 원활하게 기혈을 순환시키라는 말이다. 혈액이든 기름이든 차가우면 뭉치고 따뜻하면 녹는 게 정해진 이치다. 그것이 뭐든 뭉치면 몸에 문제가 생길 수밖에 없다. 종양 역시 돌연변이 세포가 뭉쳐서 만들어진 것이다.

우리 몸은 차가운 겨울보다 오히려 뜨거운 여름에 더 냉해진다. 지난여름에 당신이 한 일을 가만히 돌이켜보라. 사상 최대의 전력

소비량이란 말은 무엇을 의미하는가? 에어컨과 선풍기, 얼음이 없는 여름을 상상할 수 없을 것이다. 밖은 덥지만 몸 안엔 점점 찬 기운, 즉 냉기가 쌓이는 것이다. 왜 뜨거운 삼계탕을 여름에 먹고 차가운 냉면을 겨울에 먹으라고 하는지 생각해 볼 일이다. 동의보감에도 "여름에는 몸 안의 열이 밖으로 나오고 음기가 속으로 들어간다. 몸 안에 음기가 많아지면 양기는 쇠약해지니 몸이 차가워지지 않을 수 없다"고 적혀 있다.

혈액도 일종의 기름이다. 고깃국 속의 고기를 건져 차가운 물에 넣어보면 금방 기름이 엉기는 것을 볼 수 있다. 반대로 따뜻한 물에 고기를 넣으면 기름이 엉기지 않는다. 인간은 순환의 동물이다. 혈액이 제대로 돌지 않으면 어딘가에서 엉기게 되고, 엉기면 결국 막히게 된다. 심장에서 피가 뭉쳐 막히면 심근경색이고, 피가 뭉쳐 뇌혈관이 터지면 뇌졸중이요, 세포가 엉기고 뭉치면 암이 되는 것이다.

차가운 사람은 암과 성공에 약하다

자주 우울하거나 매사에 짜증을 내는 사람이 있다면, 십중팔구 몸이 차가운 사람이다. 그 사람 배에 손을 얹어보면 찬기가 느껴질 때가 많을 것이다. 반대로 따뜻한 사람은 화를 내는 경우가 많지 않다. 몸이 따뜻한 사람은 언제나 웃는다.

배에는 인체의 거의 모든 장기가 모여 있다. 배가 따뜻하다는 것은 내장 기관이 따뜻하다는 것이고, 내장 기관이 따뜻하다는 것은 피가 잘 통하고 있다는 말이다. 그 모든 장기의 표면을 혈관이 둘러싸고 있다. 혈액순환이 잘 되면 장기 또한 제 기능을 충분히 발휘하게 된다. 몸이 차가워 냉기가 침입했다면 혈관이 오그라들고 혈액순환에 문제가 생기게 된다. 당연히 장기도 오그라들 수밖에 없다. 그것이 위에 오면 급체와 복통이요, 어느 장기든 장기간 쌓이게 되면 암이 되는 것이다. 암에 걸리지 않더라도 몸이 차가운 사람이 성공할 확률은 높지 않다. 우울하며 심리적으로 불안하고 몸의 기능이 불규칙한 사람에게 올바른 판단력을 기대할 수 없기 때문이다.

일본 연구진에 따르면, 우리 몸의 체온은 50년 전에 비해 1℃ 정도가 떨어졌다고 한다. 중요한 것은, 암을 비롯한 각종 중증 질환, 아토피 환자들은 예외 없이 체온이 낮아 36℃를 넘지 못한다는 것이다. 말기 암 환자의 체온은 보통 35℃~35.5℃라고 한다.

암 오진의 원인은 무엇일까? 암이냐, 아니냐의 경계인 소위 '그레이존(Gray Zone, 회색지대)'에 종양이 있을 경우 진단과정에서 의견이 엇갈리는 경우가 많다. 가령 의사 10명이 같은 표본을 보고 10명 모두 암이라고 말하면 문제가 없겠지만, 6명은 암이라고 말하고 4명은 암이 아니라고 말하는 경우가 생길 수도 있다. 암 판정 및 수술과 입원 여부에 따라 병원의 수익은 크게 달라진다. 병원들은 갈수록 병상을 늘리고 있으며, 고가의 진단기계를 사들여 쉴 새 없이 돌리고 있다. 암 환자가 없다면 누가 그 많은 병상을 채울 것이며, 암 검진이 아니라면 누가 그 비싼 기계 속으로 기다렸다는 듯이 몸을 집어넣겠는가.

암 오진율과 병원 수익의 상관관계

두 명의 의사가 점심 식사 후 병원 앞 벤치에서 잠시 쉬고 있었다. 그때 표정이 일그러진 어떤 남자가 두 팔을 비비 틀며 다리를 이상하게 꼬면서 그들 앞으로 걸어오고 있었다. 그것을 본 의사들이 이야기를 나눈다.

의사 A: 그거 안됐군. 뇌성마비 환자 같은데.

의사 B: 에이, 무슨 소릴. 편두통일 거야.

잠시 후, 두 명의 의사 앞에 멈춘 남자가 더듬거리며 묻는다.

"저, 급해서 그러는데요. 여기 화장실이 어디죠?"

의사들의 오진율을 빗댄 우스갯소리다.

60살 김OO 씨는 갑자기 폐암 수술을 받았다. 폐에서 조그만 결절이 발견됐는데, 암으로 판정됐기 때문이다. 그런데 폐암 수술을 받고 일주일 후에 외래 진료를 갔는데, 암이 아니라는 애기를 듣는다. 그걸 왜 이제 와서 얘기 하냐고 따졌지만 돌아오는 대답은 그나마 암이 아니라서 얼마나 다행이냐는 말뿐이었다. 듣고 보면 그 또한 틀린 말은 아니지만, 멀쩡한 사람 흉부를 절개하고 대형 수술까지 받게 해 수술비 다 받아 놓고 뒤늦게 오진이라니, 울지도 웃지도 못할 상황이 벌어진 것이다.

만약 문제의 결절을 암이 아닌 것 같아 그냥 놓아두었는데 나중에 암으로 진행돼 환자가 죽는다면 어떻게 할 것이냐고 의사는 반문한다. 치료 시 항상 오류가 있을 수 있다. 그것이 암이 아니면 좋겠지만, 혹시라도 암인데 잘못 판단해 수술 시기를 놓쳐 환자가 사망하는 것보다는 안 좋긴 해도 실수가 낫다는 항변이다. 병원 측에서도 문제가 있었다는 걸 인정하지만, 어쩔 수는 없다는 입장이다.

흔히 암 진단 과정은 컴퓨터 단층촬영으로 종양의 암 여부를 진단한 뒤, 조직검사를 거치게 된다. 하지만 단층촬영 결과를 무작정 신뢰하는 것에도 문제가 있다. 컴퓨터 단층촬영, 즉 CT 촬영은 폐암 여부를 확인하는데 우선 이용되는 진단이지만 오진 발생률이 높은 것으로 알려지고 있다. 연구 결과에 따르면 CT 촬영 결과만으로 폐암을 진단했을 때, 오진일 확률이 20~30%에 달하는 것으로 나타났다. 세 명 가운데 한 명 정도가 폐암이 아닌데도 폐암 진단을 받게 된다는 것이다.

전문가들은 CT 촬영은 암 여부를 의심하는 정도로 활용하는 것이 좋다고 말한다. 정확하게 CT로는 확진할 수는 없다는 것이다. CT 촬영으로 결절 모양을 보는데, 그것만으로는 속단할 수 없다는 얘기다. 이 때문에 대부분 병원에서는 CT 촬영 후 조직검사를 한 뒤, 그 결과를 가지고 의사들이 상의해 수술을 결정하는 과정을 거친다. 환자 또한 오진 가능성을 안내받은 후에 수술 동의를 하기 때문에 의료사고가 발생해도 병원의 과실이 명백하지 않은 이상 피해 구제를 받기 어렵다. 지난 2011년 한국소비자원에 접수된 암 오진 상담 건수만 5백건이 넘는다.

병원 상대 소송, 계란으로 바위 치기

2014년 12월, 서울의 한 대형병원에서 일어난 일이다. 박OO(44)씨가 S병원에서 암 수술을 받은 뒤 13일 뒤 사망했는데, 암 진단 오진과 수술 부작용 그리고 응급처치 부실 문제가 복합적으로 얽혀 있었다. 수술 전 기도와 쇄골 안쪽에 암이 있다는 진단을 받은 그는 수술 여부를 놓고 고민이 많았다고 한다. 이미 다른 병원에서 두 차례의 임파선암 수술을 받은 상태였고, 그 병원에서는 기도 부위라 잘못 수술했다간 목소리를 잃을 수 있다며 수술을 권하지 않았기 때문이다. 더군다나 예후가 좋아 10년 이상 살 수 있다는 진단을 받은 상태였다.

하지만 S병원 측은 수술을 적극적으로 권유했다. 의사는 간단한 수술이고 나이도 젊으니 적극적으로 치료하자고 했다. 그와 가족들은 수술을 결정했다. 수술 후 그는 지속적인 가슴 통증을 호소했고, 의사는 가슴뼈를 잘라서 그런 것이고 방사선 치료 때문에 회복이 느릴 것이라고 말했다고 한다. 그런데 수술이 잘 됐다던 의사의 말과 달리 1주일도 안 돼 가슴에 염증이 생겨 재수술을 하게 된다. 의사는 다행히 일찍 발견해서 염증이 가슴 안쪽으로 퍼지지 않았다고 말했다. 이후 이비인후과 의사가 목 수술 부위를 소독하던 중 거즈에서 그날 저녁 처음 먹었던 밥알이 발견된다.

소독을 마치자 이번에는 가슴 배액관에서 물이 흐르기 시작했다. 가족들은 제대로 된 처치를 부탁했지만 이비인후과 의사는 배액관 주변에 테이프만 붙여주고는 흉부외과 의사가 올 거라며 자리를 벗어났다고 한다. 결국 그는 코, 입, 수술 부위에서 엄청난 양의 피를 쏟아내며 새벽에 갑자기 사망했다. 가족들은 국립과학수사원에 시신의 부검을 의뢰했지만, 개인이 대형병원을 상대로 의료과실 소송을 걸어 이기는 일은 불가능에 가깝다.

암 환자 부검 결과 약 44%가 오진

미국의 암 오진율이 12%에 달한다는 논문이 2006년 암(Cancer)지에 실렸다. 또한 의사협회지 자료에 따르면, 가족의 동의를 얻어 암 환자를 부검한 결과 약 44%가 오진이었다고 한다.

암 오진의 원인은 무엇일까? 암이냐, 아니냐의 경계인 소위 '그레이존(Gray Zone, 회색지대)' 에 종양이 있을 경우 진단과정에서 의견이 엇갈리는 경우가 많다고 한다. 가령 의사 10명이 같은 표본을 보고 10명 모두 암이라고 말하면 문제가 없겠지만, 6명은 암이라고 말하고 4명은 암이 아니라고 말하는 경우가 생길 수도 있다. 이 그레이존에 대한 판정 기준도 나라마다 다른데, 미국에서 암으로 여기지 않는 것이 한국에서는 암으로 판정받을 수도 있다.

사실, 암 판정 및 수술과 입원 여부에 따라 병원의 수익은 크게 달라진다. 환자가 그레이존에 닿아 있을 때, 암이라고 할 수도 있고 아니라고 할 수도 있다면 한국에선 십중팔구 암 판정이 내려질 것이다.

병원들은 갈수록 병상을 늘리고 있으며, 고가의 진단기계를 사들여 쉴 새 없이 돌리고 있다. 암 환자가 없다면 그 많은 병상을 어떻게 채울 것이며, 암 검진이 아니라면 누가 그 비싼 기계 속으로 기다렸다는 듯이 몸을 집어넣겠는가.

누구에게나 어떻게 살 것인가 보다 어떻게 죽을 것인가가 중요한 시기가 온다. 지금까지는 어떤 선택을 하느냐에 따라 인생의 향방이 바뀌었지만, 더 이상 바뀔 게 없는, 오로지 인생을 마무리 해야만 하는 시점이 오는 것이다. 암에 걸린 노부부는 단지 통증으로 인한 고통과 의식이 사라진 이후의 병수발에 대한 걱정이 있었을 뿐이었다. 죽음을 목전에 둔 순간조차 자식들에게 부담으로 남기 싫어하는 부모와 그러한 부모를 부담으로 떠안지나 않을까 전전긍긍하는 자식들의 모습이 우리 시대의 자화상이라는 생각이 들자 갑자기 비애가 몰려왔다.

함께 암에 걸린 부부의 운명

정부가 조사해 발표한 통계 자료를 보면 2000년에서 2010년까지 10년 동안의 암 발생 추이를 조사한 결과, 평균 수명인 81세까지 생존 시 암에 걸릴 확률은 36.2%나 됐다. 즉, 전체 인구의 1/3 이상이 암 환자가 된다는 얘기인데, 이러한 암 발생 추이는 10년 전보다 약 2배 가까이 늘어난 수치이다.

일본의 경우, 1950년 암으로 인한 사망자는 64,000명이었다. 그러던 것이 1990년에는 217,000명으로 약 3.4배 급증했다. 국민의 1/3이 암 환자가 된다는 우리나라의 통계처럼 일본도 3명 중 한 명은 암에 걸린다고 하는데, 감추기 급급한 후쿠시마 원전사고로 인한 방사능 유출 피해 정도를 놓고 볼 때 앞으로 일본인 절반 이상이 암에 걸릴 확률이 있다고 해도 과언은 아닐 것이다.

우리나라의 경우, 1년에 약 80,000명 정도가 암에 걸린다. 2000년부터 2010년까지 약 10년 동안 암에 걸려 치료를 받은 적이 있는 사람의 숫자가 808,503명이었다. 정부가 발표한 자료다. 암에 걸려 죽은 사람이나 병원 치료를 받지 못한 사람까지 더해진다면 그 수는 더욱 늘어날 것이다. 현재 재해사망을 제외한 사망률 1위가 암인데, 세계보건기구의 발표에 의하면, 2020년에는 세계적으로 연간 15,000,000명의 암 환자가 발생할 것으로 예상하고 있다.

현대의학은 날로 발달하고 있다는데, 왜 갈수록 암 환자와 그로 인한 사망자가 늘어나는 것일까? 구체적인 암의 원인을 규명하지 못하는 이유가 의료기술의 한계 때문이라고 해도, 일단 발생한 암의 치료와 관련해서는 현대의학의 기술로 충분히 대응할 수 있어야 하는데 사정은 그렇지 못하다.

여러 가지 이유가 있겠지만, 가장 주요한 암 발병 요인은 생활습관 및 식습관의 문제에 있다고 할 수 있다. 물론, 구체적인 암의 발병 원인에 대해서 명확하게 밝혀진 게 없으므로 다만, 여러 가지 정황과 통계 자료 등을 기반으로 한 주장이긴 하다. 하지만 의사나 환자, 일반인들 역시 이러한 이유를 암 발병의 주요 원인으로 삼는데 주저하지 않는다.

현재 우리나라의 의료체계나 질병 관리 시스템을 볼 때, 집안에 암 환자가 발생하면 가정경제가 여간 어려워지는 게 아니다. 환자 본인들은 물론, 가족들까지 암에 얽매어 지내야 한다. 집안의 가장이 암에 걸렸을 때는 문제가 더욱 심각해진다. 집안의 주요한 수입을 책임진 사람이 경제 활동을 하지 못할 때, 감당키 어려운 의료비로 인한 어려움뿐만 아니라 자칫 그 집안의 생계마저 위협을 받는 경우가 있다. 물론, 완치 여부와 상관없이 국민건강보험과 민간의료보험 등으로 치료할 수는 있지만, 생계의 책임은 고스란히 남은 가족의 몫으로 남겨지는 것이다.

식생활 습관, 부부 암 발병에 영향

사정이 이러한데, 부부가 함께 암에 걸리는 경우가 늘고 있다고 한다. 부부 쌍방이 동시에 혹은 얼마간의 차이를 두고 나란히 암에 걸리는 현상이 많은 것이다. 일부에서는 이를 '부부암'이라 부르기도 하는데, 젊은 층을 제외한 중년 이후에서 나타나는 부부암은 생활습관과 관련이 깊다.

부부가 함께 암에 걸리는 경우는 어머니와 2세, 아버지와 2세가 함께 암에 걸릴 확률보다는 적다고 한다. 아무래도 유전적인 소인을 물려주고 물려받는 수직적 관계보다는 수평적 관계가 함께 암에 걸릴 확률이 낮을 수밖에 없는 것이다.

드물기는 하지만 부부가 함께 암에 걸리는 원인을 따져보건대, 부모와 자식 간에 이어지는 유전적 요인보다 주거환경이나 식생활습관

등에 기인한 것이라고 결론지을 수 있다. 부부는 닮아간다는 말뜻을 되새겨보면 좀 더 쉽게 이해할 수 있을 것이다. 닮아간다는 말은 오랜 시간 동안 함께 먹고 함께 자고 함께 생활하면서 성격은 물론 외모까지도 비슷해져 간다는 뜻을 내포하고 있다.

특히, 식생활습관은 부부의 암 발생에 있어 어떤 요인보다도 중요하게 작용한다. 음식이 그 사람을 만드는 것처럼, 결혼 전 각기 다른 입맛에 길들였다 하더라도 결혼 후 두 사람 중 어느 한 사람의 식생활에 맞추어 생활할 수밖에 없는 경우가 대부분이다. 그러므로 어느 한 사람이 암에 걸렸다는 것은 같은 식생활을 영위해온 사람 역시 암에 노출될 위험이 크다는 것을 말해주는 것이다.

물론, 2세의 건강에도 식생활습관은 매우 중요하다. 2세는 어머니 또는 아버지 어느 쪽으로 식생활이 결정되면 별다른 선택의 여지없이 유아기부터 모든 식생활을 따라갈 수밖에 없다. 이런 경우에는 어머니와 2세, 또는 아버지와 2세 또한 암이 걸릴 확률이 높아지는 것이다. 병원 검진 시 암 발생에 대한 가족 병력을 물어보는 것 또한 선천적인 유전적 소인과 함께 이러한 후천적 요인을 알아보기 위함이다. 다시 말해, 암에 대한 가족력 확인은 식생활습관을 짐작하게 해주는 중요한 요소이다.

암은 전염병이 아니다. 그릇된 식생활습관과 각종 화학 재료가 첨

가된 식재료를 수십 년 동안 함께 먹고 살아온 것이 부부암 발생의 가장 큰 요인이다. 암의 예방과 치료를 위해서는 잘못된 식생활습관의 탈피가 중요하다. 암을 부르는 식품을 수십 년 동안 섭취했다면, 어느 시기 암은 밖으로 그 모습을 드러낼 것이다. 대개 자가 면역력의 차이에 따라 부부간에도 시차를 두고 암이 발생할 것이며, 지극히 운이 없는 경우 거의 같은 시기에 함께 암에 걸리게 되는 것이다.

암을 치료하는 과정 중에도 올바른 식습관은 매우 중요하다. 암의 증상이 호전되거나 치유됐다 하더라도 그릇된 식습관을 반복한다면 머지않은 장래에 암의 재발을 맞이할 수 있기 때문이다.

어떻게 죽을 것인가도 중요하다

부부가 함께 암에 걸린 경우를 몇 번 본 적 있는데, 나이가 든 경우 대개 면역력 저하와 그릇된 식생활습관, 오염된 주변 환경과 그로 인해 오랜 세월 체내에 누적된 독소 때문인 것 같다.

어느 70대 노부부 이야기다. 먼저 70대인 남편이 간암 판정을 받았고, 조금 지나 부인이 폐암 말기 판정을 받았다. 간경화를 거친 간암 진단이었기에 자식들은 어느 정도 암으로의 진행을 예상하고 있었다. 그러나 부인의 폐암 진단은 얘기가 달랐다.

자식들은 아버지 치료만 신경 썼고 자연스레 어머니 건강은 뒷전이었다. 자식들은 혹시 유전적 소인은 없을까 염려하며 자신들의 간을 검사하는 일에는 신경을 썼지만, 막상 아버지 간병에 지친 어머니의 건강을 살피는 일은 등한시했다. 그러던 어느 날, 안 하던 기침을 하고 갑자기 수척해진 어머니를 보며 혹시나 하는 심정으로 검진을 받게 했는데, 폐암 말기였다.

남편의 안색이 검고 누런빛을 띠고 있는 것을 제외하면 두 분 다 거동에는 큰 불편이 없었다. 부인은 숨이 차 걷는 게 힘들었지만, 아들이 부축을 하면 걷다 서기를 반복할지언정 그런대로 비탈길도 넘어가곤 했다.

노부부는 시골 소읍에 살았다. 물려받은 땅이 있어 농사를 지으며 자식들을 가르쳤고, 여느 시골 사람들과 다르지 않게 쉬지 않고 일을 했다고 한다. 농약을 많이 쳤느냐는 물음엔, 농약을 치지 않고 어떻게 농사를 짓느냐는 대답이 돌아왔다. 그래도 행실이 앞뒤 꽉 막힌 시골 노인들 같지는 않아서 의외라는 생각이 들기도 했다.

부모님을 모시고 치유 프로그램에 온 아들은 걱정이 많았다. 아버지의 암을 예상하지 못한 것은 아니었지만, 건강하던 어머니마저 함께 암 판정을 받은 것은 그에게도 충격이었다. 두 분의 치료는 물론이고, 간병을 생각하면 막막할 뿐이었다. 자식들의 경제력이 아주 없는 것은 아니었지만, 부모님의 치료와 간병 비용에 대해서도 벌써부터 의견이 분분하다고 말하며 눈물을 흘렸다.

병원에서도 간암 조직에 영양을 공급하는 혈관을 찾아서 항암제를 주입하고 혈관을 막아 세포를 죽이는 색전술 등 몇 가지 치료를 했지만, 고령의 나이와 여러 가지 상황을 볼 때 간 이식은 어렵다고 했단다. 간 이식은 노부부의 집안 내에서도 의견이 갈렸다. 문제는 비용이었다. 그 많은 비용을 감당하기에 결과에 대한 확신도 없었을 뿐더러, 누구 하나 그 비용을 감당할 의지도 없었다.

선택의 여지는 없어 보였다. 말은 하지 않았지만, 아들은 부모와 마지막 여행이 될지도 모른다는 생각에 모시고 온 것 같았다. 그는 간과 폐에 좋은 음식에 대해 열심히 듣고 받아 적었지만, 그것을 실천할 시간이 그리 많지 않다는 것을 알고 있는 것 같았다. 그래도 암에 걸린 부모를 위해 무엇인가 하지 않으면 나중에 후회될 것 같다고 그는 말했다.

노부부는 곧 병상에 눕게 될 것이며, 그때는 함께 걷고 싶어도, 함께 얘기 나누고 싶어도 그럴 수가 없을 것이다. 잠시나마 부부끼리, 그리고 자식과 함께 걷고 얘기 나눌 수 있는 시간이 주어졌다는 게 그나마 다행이었다.

사실, 결과는 정해졌다. 어떻게 살 것인가 보다 어떻게 죽을 것인가가 중요한 시기가 이때다. 지금까지는 어떤 선택을 하느냐에 따라 인생의 향방이 바뀌었지만, 이젠 더 이상 바뀔 게 없는, 오로지 인생을 마무리해야 할 시점이다. 노부부도, 서로, 그것을 인정하기로 마음먹은 것처럼 보였다. 단지, 통증으로 인한 고통과 의식이 사라진 이후의 병수발에 대한 걱정이 있었을 뿐이다.

죽음을 목전에 둔 순간조차 자식들에게 부담으로 남기 싫어하는 부모와 그러한 부모를 부담으로 떠안지나 않을까 전전긍긍하는 자식들의 모습이 우리 시대의 자화상이라는 생각이 들자 갑자기 비애가 몰려왔다.

몇 달 후, 뒤늦게 폐암 말기 판정을 받은 부인이 먼저 세상을 떠났다는 얘기를 들었다.

유방암과 난소암이 동시에 발병하는 경우는 흔치 않다. 다만 유전적 요인에 의해서 같이 나타나기도 하는데, 가족 중 유방암을 앓았던 사람이 있다면 그 사람의 가족은 일반인보다 유방암이나 난소암에 걸릴 확률이 70% 이상이라고 한다. 바이러스가 확실하게 밝혀진 자궁암에 비해 난소암의 원인은 아직 명확하게 규정된 것은 없다. 단 하나의 길이라고 해도 스스로 선택해 가는 것과 마지못해 가는 것은 다르다. 어느 시의 한 구절처럼, '가야 할 때가 언제인가를 분명히 알고 가는 이의 뒷모습'은 담담했으며 많은 것을 생각하게 해주었다.

암도 인연인데,
받아들여야지 어쩔 것인가
비구니 스님과 수녀님이
암을 대하는 자세

가장 외로운 직업군을 꼽는다면 당연히 종교 생활을 하는 사람들일 것이다. 일반인들처럼 행동할 수 없는 데서 오는 외로움이야 어차피 종교인이라면 감내해야 하고, 다 그런 건 아니지만 세상과 동떨어진 곳에서 지내야 하는 것 역시 수행인이라면 즐겁게 받아들여야 한다. 물론, 요즘 종교 시설이 중세시대의 산중 수도원처럼 절해고도에 자리 잡고 있는 것은 아니지만, 특정 종교를 제외하면 세상과 일정 부분 격리된 것은 사실이다. 하물며 종교인도 인간이거늘, 왜 외로움이 없겠는가.

결혼하지 않고 종교 생활을 하는 수녀님이나 비구니 스님 중 의외로 암에 걸리는 분들이 많다. 공기 좋은 산속에서 생활하고, 또 항상 좋은 일을 하며 마음을 다스리고 살기에 암과는 거리가 멀 것 같은데도 말이다. 특히 유방암이 눈에 띄는데, 아마도 여성 호르몬과 연관이 있을 것으로 추측된다.

암도 인연이라는 비구니 스님

속리산 소재 유명 사찰 암자의 포교를 담당하는 비구니 스님이 있었다. 웃음도 많고 표정 또한 맑고 건강해 보였으므로, 도무지 유방암을 앓았던 사람이라고 믿어지지 않았다. 지난 2006년 가을, 스님은 평소와 다르게 몸 상태가 좋지 않은 것을 느꼈다. 몸 상태란 것이 그날그날 기분에 따라 달라지기도 하는 것이지만, 그런 것과는 분명히 차이가 있었다. 자꾸 기운이 쇠잔해지고 밤엔 잠도 오지 않았다. 아무래도 뭔가 이상한 느낌이 들었다. 출가한 이후 수행생활을 해오면서 이렇다 할 병을 앓은 적도 없거니와 약을 복용하거나 병원에 갈 일 또한 거의 없었기에 더욱 신경이 쓰였다. 병원을 찾아가 증상을 이야기하고 진단을 받았는데, 덜컥 유방암 2기 판정을 받았다.

병원에서는 정밀검사를 좀 더 한 후에 수술 여부를 결정하자고 말은 했지만, 이미 수술 쪽으로 결정을 내린 듯했다. 이럴 때, 대개 사람들은 순순히 병원의 결정에 따라 수술대 위에 눕는다. 평소 수행과 기도를 통해 흔들림 없는 마음을 지닌 그녀였지만 암 수술만큼은 고민스러웠다. 당장 할 수 있는 일이라고 해야 불상 앞에서 기도를 드리는 일밖에 없었다. 그녀는 죽고 사는 것은 하늘의 뜻이라고 생각했다. 수술과 항암치료를 받지 않기로 마음먹은 그녀는 이후 뜸과 죽염 등 민간요법을 이용해 암을 치료했다.

살아있으니 된 것이고, 어차피 계속해서 수술을 권할 것이므로 병원엘 가지 않던 그녀는 4년 뒤에 다시 검진을 받는다. 생각했던 대로 별 이상이 없는 것으로 판명되었다. 유방암이라고 말할 만한 증상이 없다는 의사 소견을 들으면서도 한편으론 괜히 재검진을 받았나 싶기도 했다. 처음부터 하늘의 뜻에 맡긴 목숨이었거늘, 이제 와서 안도의 한숨을 쉬는 것도 아니다 싶었기 때문이다.

처음 암 진단을 받았을 때, 그녀는 암과 싸운다기보다는 자기 자신과의 싸움이라 생각하고 극기를 시험해보고 싶은 마음이 생겼다. 암도 인연인데, 받아들일 건 받아들이는 것이 암을 극복하는데 도움이 될 것 같았다. 그녀에겐 수행자로서 어떤 간절함 같은 것이 있었다. 여러 갈래 길 중에서 결국 한 길을 선택해 걸어갈 수밖에 없다면, 처음 내딛는 첫걸음이 무척 중요하다고 그녀는 말했다.

유방암과 난소암 한꺼번에 만난 수녀님

수녀님들은 대부분 왜소하다. 절제된 생활이 비교적 건강에 이로운 쪽으로 작용하기 때문이다. 과식, 과욕, 과음하지 않는 생활만 제대로 유지해도 건강하게 지낼 수 있다는 사실을 증명해주는 분들이 수녀님들이다. 물론, 덩치가 큰 수녀님들도 더러 있긴 하지만, 그분들도 다른 수녀님들과 다를 바 없는 생활을 하기 때문에 대부분 건강한 생활을 영위한다.

그런데 OOO 수녀님은 예외적인 상황을 겪고 있었다. 자그마치 두

군데에 암이 있었는데, 유방암과 난소암을 함께 앓고 있다고 했다. 용인의 수녀원에서 고아들을 돌보며 생활하고 있던 그녀는 우연찮게 유방암 진단을 받은 후 검진 중에 난소암 진단까지 받게 되었다. 그래도 표정은 무척 밝았다. 종교가 많은 의지가 되는 것 같았지만, 아이들을 좀 더 오래 챙겨주고 싶다고 말하며 눈물을 비치기도 했다.

수녀님이 선택할 수 있는 길은 그다지 많아 보이지 않았다. 두 곳에 있는 종양을 수술로 들어내기엔 여러 가지 조건이 맞지 않았다. 암이 너무 많이 진행되었고, 수술 후에도 낙관적인 상황을 보장할 수 없었다. 누구보다 본인이 그러한 사실을 잘 알고 있었다. 수술을 포기하고 나름대로 치료 방법을 강구하던 중이었고, 그런 와중에 잠시 만나 이야기를 나눌 수 있었다.

유방암과 난소암이 동시에 발병하는 경우는 흔치 않다. 다만 유전적 요인에 의해서 같이 나타나기도 하는데, 가족 중 유방암을 앓았던 사람이 있다면 그 사람의 가족은 일반인보다 유방암이나 난소암에 걸릴 확률이 70% 이상이라고 한다. 난소암의 경우, 다른 암에 비해 생존율이 낮다. 그 이유는 초기에는 특별한 자각증상이 없다가 암이 상당 기단 진행된 후에야 증상이 나타나기 때문이다.

바이러스가 확실하게 밝혀진 자궁암에 비해 난소암의 원인은 아직 명확하게 규정된 것은 없다. 다만 발병 환자들의 특징을 파악해 고위험군을 분류해 보면, 고령의 여성, 출산 경험이 없거나 첫 출산을

30세 이후 늦게 한 경우, 초경이 12세 이전으로 빠른 여성 등이 해당된다. 반대로 임신과 출산을 많이 할수록, 모유 수유를 한 여성일수록 난소암 발병률이 낮다는 사실은 통계 조사를 통해 밝혀진 바 있다.

이후 수녀님을 다시 만난 적은 없지만, 적어도 그녀의 선택이 잘못되었다고 생각하지는 않는다. 단 하나의 길이라고 해도 스스로 선택해 가는 것과 마지못해 가는 것은 다르다. 어느 시의 한 구절처럼, '가야 할 때가 언제인가를 분명히 알고 가는 이의 뒷모습'은 담담했으며 많은 것을 생각하게 해주었다.

3부

암 진단은 끝이 아니라 인생 2막의 출발점

의사들도 죽는다. 그러나 의사들은 일반인들처럼 죽지 않는다. 대부분의 미국인과 비교해볼 때, 눈여겨보아야 할 것은 의사들이 얼마나 많은 치료를 받는가보다는 얼마나 적게 치료를 받는가 하는 점이다. 의사들은 평생 다른 사람들의 죽음을 막기 위해 살아왔지만, 정작 자신의 죽음에 직면해서는 꽤 평온한 경향이 있다. 그들은 어떤 일이 일어나고 있는지 정확히 알고 있으며, 어떤 선택을 해야 하는지 알고 있다. 그들은 마음만 먹으면 자신들이 원하는 의료치료를 얼마든지 받을 수 있다. 그러나 그들은 점잖게 떠난다.

의사들이 쉽게 죽음을 맞이하는 이유
「타임」지에 실린 어느 미국 의사의 고백

질병에 대해서 많이 안다고 오래 사는 것은 아니다. 똑똑한 사람이 병 없이 오래 살 것 같지만 꼭 그런 것만은 아니다. 의사들의 평균 수명이 일반인보다 낮게 조사되는 것을 볼 때, 그 원인은 둘째 치고라도 의학 지식과 건강은 절대적인 관계는 아닌 듯하다. 올바른 건강법의 실천 여부와 그것의 지속성이 무병장수의 열쇠가 되는데, 장수는 지식의 문제보다는 지혜의 문제라고 보는 게 맞는 것 같다.

의사들 역시 어느 집의 가장이고 누군가의 아내 혹은 남편이다. 직장에서는 남들과 다를 바 없이 자신에게 월급을 주는 병원 측에 자신이 받는 대가의 수십, 수백 배의 수익을 안겨 주어야 한다. 의사들이라고 해서 왜 스트레스가 없을 것이며, 스트레스가 건강에 해롭다는 것을 왜 모르겠는가? 스트레스 받지 말고 마음 편하게 먹으라는 말은 그들이 입만 열면 환자들에게 하는 말이 아닌가.

사정이 힘들기는 해도, 의사들은 여전히 사회의 엘리트들이며 그들이 일하는 병원 역시 첨단 기술이 집약된 인간 생명 연장의 보루임이 분명하다. 그런데 이들 의사는 자신이 암에 걸렸을 때 과연 어떤 행동을 취할까? 그들이 일반 환자들에게 권하듯, 그들 역시 수술과 항암제 투여를 받으며 암 투병을 하고 싶어 할까? 이와 관련한 흥미로운 사례가 있다. 몇 해 전, 한 방송 매체에서 내로라하는 국내 암센터 원장들에게 본인이 암에 걸렸을 때 어떤 치료를 할 것인가를 물었는데, 대부분 비수술적 치료 방법을 선택하겠다고 응답했다. 이것이 의미하는 것은 무엇일까?

수술이나 항암제의 부작용을 누구보다 잘 알고 있는 사람들이 의사들이다. 아울러 수술 등 의학적 처치의 순기능에 대해서 누구보다 잘 알고 있는 사람들 또한 의사들이다. 그런데 그들은 생각처럼 쉽게 수술을 받으려 하지 않는다. 그들이 수술을 행하는 것과 달리, 본인이나 가족들의 문제 앞에서는 쉽게 수술을 선택하지 않는다.

〈타임〉지 2014년 9월 2일자에 게재된 캔 머레이(Ken Murray : 美 서던 캘리포니아 대학 가정의학과 임상 조교수)의 글은 암과 수술을 대하는 의사들의 입장을 가장 현실적으로 드러내고 있다.

의사들은 왜 죽음을 쉽게 맞이하나

몇 년 전, 의료계에서 평판이 좋은 정형외과 의사이면서 내 친구이기도 한 찰리가 위에서 종양을 발견했다. 그는 그 부분을 외과 진찰하였고, 췌장암 진단을 받았다. 암을 진단한 외과의는 미국 최고 명의 중의 한 명이었는데, 그는 비록 삶의 질은 나쁘지만 암 환자의 5년 생존 가능성을 5%에서 15%로 3배나 늘릴 수 있는 새로운 치료법을 개발하기도 한 사람이었다.

그러나 찰리는 심드렁했다. 그는 다음날 병원 문을 닫고는 집으로 가서 다시는 병원에 발을 들여놓지 않았다. 그는 가족과 함께 시간을 보내는데 주력하면서 가능한 기분 좋게 지내려고 했다. 그리고 몇 개월 후 그는 집에서 가족이 보는 가운데 세상을 떠났다. 그는 화학요법도 방사선요법도 외과 치료도 하지 않았으며, 병원 치료에 많은 돈을 쓰지도 않았다.

자주 다루는 주제는 아니지만, 의사들 역시 죽는다. 그러나 의사들은 일반인들처럼 죽지 않는다. 대부분의 미국인과 비교해볼 때, 눈여겨보아야 할 것은 의사들이 얼마나 많은 치료를 받는가보다는 얼마나 적게 치료를 받는가 하는 점이다. 의사들은 평생 다른 사람들의 죽음을 막기 위해 살아왔지만, 정작 자신의 죽음에 직면해서는 꽤 평온한 경향이 있다. 그들은 어떤 일이 일어나고 있는지 정확히 알고 있으며, 어떤 선택을 해야 하는지 알고 있다. 그리고 그들은 마음만 먹으면 일반적으로 자신들이 원하는 의료치료를 얼마든지 받을 수 있다. 그러나 그들은 점잖게 떠난다.

물론 의사들도 죽고 싶어 하지 않으며 살고자 하는 욕망이 있다. 그러나 그들은 현대 의학에 대해 잘 알고 있고 그 한계 또한 알고 있다. 그들은 모든 사람이 가장 두려워하는 것이 고통 속에서 홀로 죽어가는 것임을 알고 있으며 죽음에 대해서도 누구보다 잘 알고 있다. 이러한 점에 대해 의사들은 평소 자신의 가족들과 이야기를 한다. 그들은 때가 되면 어떤 영웅적인 조치도 취해지지 않기를 분명히 해두고 싶어 한다. 생의 마지막 순간에 누군가가 자신을 심폐소생술(CPR)로 살리기 위해 갈비뼈를 부러뜨리는 일(심폐소생술을 할 때 흔히 일어남)을 당하고 싶지 않다는 것을 분명하게 말한다.

모든 의료 전문가들은 평소 환자들에게 행해지는 소위 '헛된 치료'를 목격해 왔다. 의사들이 임종에 다다른 중환자들에게 첨단기술을 사용할 때 하는 치료가 그런 것들이다. 의사는 환자에게 수술을 하고 튜브를 삽입하며 환자는 기계에 매달려 약물 세례를 받는 것이다. 이 모든 것이 하루에도 수만 달러의 비용이 드는 중환자실에서 일어나는 일이다. 이러한 고통을 돈을 지불하고 사는 일은 테러리스트의 행위에 비견할 수도 없을 만큼 비참한 일이다.

동료 의사들은 평소 말은 조금씩 다르지만, 내게 자주 이런 이야기를 한다.

"내가 만약 그런 처지에 놓이게 되면 차라리 나를 죽여주겠다고 약속해 줘."

어떤 의료인은 자신에게 심폐소생술(CPR)을 하지 말라는 뜻을 새긴 메달을 목에 걸고 다닌다. 심지어 몸에 문신으로 새긴 사람도 보았다.

사람들을 고통스럽게 만드는 의료 처치를 한다는 것은 상당히 고민스러운 일이다. 의사들은 어떠한 감정도 드러내지 않으면서 일을 하도록 훈련을 받아왔다. 그러나 개인적으로 다른 동료들과 함께 있으면 "내 가족이라면 과연 누가 그렇게 할 수 있겠느냐?"고 토로한다. 의사들이 다른 분야의 전문가들보다 과음하고 우울증 비율이 높은 이유 중의 하나가 거기에 있다고 생각한다. 환자들을 돌본 지난 10년 동안, 내가 병원의 심폐소생술 처치에 참여하지 않은 데에는 그러한 이유도 있었다.

어떻게 의사들은 자신에게는 행해지지 않길 바라는 치료를 다른 사람들에게는 그토록 많이 행할 수 있는 것일까? 해답은 의료 시스템에 있다. 누군가 의식을 잃고 응급실에 실려 온 장면을 떠올려보라. 너무나 흔한 일이지만 누구도 이러한 상황을 계획한 것은 아니다. 충격을 받고 놀란 가족은 곧 미궁과도 같은 선택의 기로에 놓여 있음을 알게 된다. 그들은 주눅 들어 있으며, 의사가 '모든 것'을 하길 원하느냐고 물으면 그들은 좋다고 대답한다. 그리고는 악몽이 시작된다. 때때로 가족이 "모든 것을 해 달라"고 말할 때, 그 말이 의미하는 것은 "합리적인 모든 것을 해 달라"라는 의미이다. 문제는 무엇이 합리적인 것인가를 그들이 모른다는 점이다. 그들은 혼란스럽고 슬픈 나머지 그런 것을 묻지도 못하고 의사가 해줄 수 있는 말을 듣지도 못한다. '모든 것'을 하겠다고 말한 의사들로서는 그게 합리적이든 아니든 간에 상관이 없는 것이다.

현대의학의 한계, 의사가 가장 잘 안다

이상의 시나리오는 흔히 있는 일이다. 문제는 의사들의 능력에 대한 비현실적인 기대이다. 대부분 사람들이 심폐소생술을 믿을 만한 구명조치라고 생각한다. 그러나 실은 대개 그 결과가 좋지 않다. 응급실에 있을 때 나는 심폐소생술을 거친 후 내게 데려온 수백 명의 환자를 보았다. 딱 한 사람, 전혀 심장 문제가 없었던 건강한 남자(그는 긴장성 기흉이었다)만 병원을 걸어서 나갔다. 만약 중병이면서 나이가 많거나 말기 환자라면 심폐소생술로 좋은 결과를 얻기가 어렵다. 오히려 고통을 겪을 가능성이 압도적으로 높다. 부족한 지식과 방향을 잘못 짚은 기대가 그릇된 결과를 불러오게 되는 것이다.

이러한 일들이 일어나도록 만든 것이 환자만의 책임은 아니다. 의사들 또한 일정한 역할을 한다. 문제는, 헛된 치료를 행하기 싫어하는 의사조차도 환자와 가족들의 소원을 들어줄 방법을 궁리해야 한다는 것이다. 다시 한 번 생각해보라. 응급실은 히스테리를 부릴 가능성이 있을 수 있는, 슬픔에 젖은 가족들로 가득 차 있다. 이들은 의사를 모른다. 그러한 상황에서 신뢰와 믿음을 구축하기란 여간 어려운 일이 아니다. 사람들은 의사가 시간과 돈과 노력을 절감하고자 하는 행동을 하리라고 짐작할 수 있다. 특히, 의사가 더 이상의 치료에 반대하는 입장을 견지한다면 더욱 그러하다.

어떤 의사들은 다른 의사들보다 소통에 능하고, 또 어떤 의사들은 매우 단호하다. 그러나 의사들이 직면하는 압박감은 비슷하다. 나는 임종 시 선택을 해야 하는 환경에 처했을 때, 내가 생각하기에 합리적이라고 여겨지는 방법을 가능한 치료 초기에 제시하는 방법을 취했다. 환자나 가족들이 비합리적인 선택을 제기했을 때 나는 일반인들이 알기 쉬운 용어로 그 이면을 분명히 설명해주곤 했다. 내가 생각하기에 의미 없거나 해로운 처치를 환자나 가족이 계속 고집한다면 다른 의사를 소개하거나 병원을 옮기도록 제안하곤 했다.

때때로 내가 더 강한 입장을 취했어야 했을까? 내가 이전(移轉) 조치를 내린 결정 중 몇몇이 아직도 나를 괴롭히고 있다. 내가 가장 좋아했던 환자 중의 한 분은 명문가정의 변호사였다. 그녀는 당뇨가 심했고 순환계가 좋지 않았다. 그러다가 어느 때부터인가 발에 난 상처가 심해지기 시작했다. 병원의 위험에 대해 알고 있던 나는 그녀가 수술을 피할 수 있도록 온갖 노력을 다했다. 그럼에도 불구하고 그녀는 나와 아무런 관계가 없는 전문가들을 찾고 있었다. 그녀에 대해 나만큼 알지 못하는 전문가들은 만성 폐색을 일으키는 두 다리에 바이패스(우회) 수술을 하기로 결정했다. 수술을 했지만, 혈액순환을 회복시키지도 못했거니와 수술한 상처도 치유되지 않았다. 그녀의 발은 썩어 들어갔다. 그녀는 두 다리 절단 수술을 해야만 했다. 2주 후, 이 모든 일이 벌어진 그 유명한 병원에서 그녀는 사망했다.

이러한 경우, 의사나 환자의 과실을 찾는 일은 어렵지 않다. 그러나 우리는 모두 과잉 진료를 권장하고 있는 의료 시스템의 희생자일 뿐이다. 어떤 경우에는 의사들이 자신들이 하고자 하는 모든 것을 하기 위해 진료 행위별로 치료 금액을 따로 지불하도록 한다. 그러한 의료 행위가 아무리 의미가 없다 할지라도 돈을 벌기 위해서는 그래야만 한다. 그러나 더욱 일반적인 것은 의사들이 소송이 두려워 환자가 요구하는 것은 뭐든지 한다는 것이다. 환자나 보호자가 상태를 살필 겨를이 없어도 개의치 않고 다만, 자신들만 곤경에 빠지지 않으려 하는 것이다.

절차를 제대로 밟았다 할지라도 시스템은 여전히 사람들을 삼킬 수 있다. 내가 치료한 환자 중 잭이라는 이름의 남자가 있었다. 78세인데 몇 년 동안 병을 앓았고 15차례나 큰 수술을 받았다. 그는 어떤 상황에 처하더라도 다시는 생명 연장 장치에 자신을 맡기고 싶지 않다고 내게 말했다. 그러던 중 어느 토요일 잭은 심한 뇌졸중으로 의식을 상실한 채 아내도 없이 응급실에 실려 갔다. 의사들은 그를 소생하기 위해 모든 것을 다했고, 그를 중환자실에 입원시켜 생명 연장을 했다. 이는 잭에게 너무나 나쁜 악몽이었다. 내가 병원에 도착하여 잭을 담당하게 되었을 때, 나는 그의 당부가 적힌 내 사무실 노트를 보여주며 그의 아내와 병원 스텝들에게 말했다. 그리고 생명 연장 장치 가동을 멈추고 그의 옆에 앉았다. 그는 두 시간 후 사망했다.

잭은 죽음에 대한 자신의 소원을 문서화했지만 희망한 대로 죽지 못했다. 시스템이 관여했던 것이다. 나중에야 알게 된 일이지만, 간호사 중 한 명은 잭의 장치를 뽑은 것에 대해 살인 가능성이 있다며 의료 당국에 보고하기도 하였다. 물론 그 이후 아무런 일은 없었다. 잭의 소원은 명시적으로 기록되어 있고 잭은 그것을 증명하는 서류도 남긴 것이다. 그러나 예상되는 경찰 조사는 어떤 의사라 할지라도 무서울 수밖에 없다. 내가 쉽게 지나가고자 했다면, 잭의 소원에 반하여 그를 생명 연장 장치에 맡겨두고 그가 몇 주 더 고통을 받게 할 수도 있었다. 아마 나는 병원에 돈도 더 벌어주었을 것인데, 의료비로 50만 달러 정도가 더 청구되었을 것이다. 이젠 많은 의사가 과잉 진료의 측면에서 잘못을 범하고 있는 것이 전혀 이상하지 않게 여겨지고 있다.

그러나 의사들은 자신을 과잉치료하지는 않는다. 그들은 그 모든 결과를 끊임없이 보고 있다. 의사들은 거의 누구나 집에서 평화로이 죽는 방법을 찾을 수 있고, 통증도 더 잘 다스릴 수 있다. 헛된 치료를 하기보다 임종 환자들에게 편안함과 존엄성을 제공하려고 애쓰는 호스피스 간호는 대부분 더 나은 임종을 맞게 해준다. 연구에 의하면 놀랍게도 호스피스 간호를 받는 환자는 적극적인 치료를 찾는 같은 질병의 환자에 비해 더 오래 산다는 것이 밝혀졌다. 나는 최근에 라디오에서 유명한 리포터 탐 위커가 '집에서 가족들이 지켜보는 가운데 평화롭게 죽음을 맞이했다'는 소식을 듣고 깜짝 놀랐다. 감사하게도 그러한 이야기들이 점점 자주 들리고 있다.

삶의 길이보다 삶의 질이 중요

몇 년 전, 나의 사촌 형 토치에게 발작이 왔는데 폐암이 뇌로 번진 것으로 판명되었다. 나는 그에게 여러 전문의를 주선해 주었다. 우리는 화학요법을 위해 일주일에 3~5회 병원 방문을 하는 등 공격적으로 치료하더라도 4개월 정도밖에 살 수 없다는 것을 알게 되었다. 결국 토치는 어떤 치료도 거부하고 뇌부종 약만 복용하였다. 그는 이사하여 나와 함께 지냈다. 우리는 그가 좋아하는 것들을 하면서 8개월을 지냈다. 수십 년 동안 누리지 못했던 즐거움을 함께 누리면서. 우리는 디즈니랜드에 갔는데, 그는 처음이었다. 우리는 집에서 놀았고, 그는 내가 만들어준 요리를 먹으며 스포츠 경기를 보는 것을 너무나 좋아했다. 그는 심한 통증이 전혀 없었고 늘 활기가 넘쳤다. 어느 날 그는 일어나지 않았다. 그리고는 사흘 동안 뇌사상태에 빠진 환자처럼 잠을 자더니 세상을 떠났다. 8개월 동안 그의 의료비용은 복용하고 있던 약값뿐이었는데, 고작 20달러에 불과했다.

토치는 의사가 아니었지만, 자신이 원하는 것은 삶의 길이가 아니라 삶의 질이라는 것을 알고 있었다. 우리는 대부분 그러한 생각을 갖고 있다. 최고의 임종 간호가 있다면, 그건 바로 존엄사라고 생각한다. 이것은 의사인 나의 바람이기도 하다. 나의 동료들은 내 바람을 들어줄 것이라 믿는다. 어떤 영웅적인 행위도 없이 그저 굿나잇의 세계로 나는 점잖게 떠날 것이다. 찰리처럼, 나의 사촌 토치처럼, 그리고 나의 동료 의사들처럼.

암 환자나 가족들 모두 완치라는 말에 매달리지 말아야 한다. 5년 전에 이미 면역력 약화로 암이 찾아왔고, 이후 5년 동안 수술과 항암치료 등으로 인해 육체적으로나 정신적으로 피폐해진 몸이 한계에 봉착해 있기 때문에 이후의 삶이 암 판정 이전과 같을 수 없다. 당신이 만약 암 5년 완치 판정을 받았다면 앞으로 걱정 없이 50년을 더 살 수 있다는 얘기가 아니라, 겨우 살아남았다는 의미로 받아들여야 한다. 이 말은 완치와 재발의 경계에 당신이 서 있다는 뜻이다. 재발이 되어 또다시 면역력이 깨진다면 그땐 다시 일어나는 일이 결코 쉽지만은 않을 것이다.

암 판정 이전과 이후의 삶은 180도 다르다

건강보험 지급 항목 중 '중증환자 산정특례제도'란 게 있다. 암, 뇌심혈관계질환, 희귀난치성질환자 등 중증환자를 대상으로 5년 동안 건강보험이 적용되는 진료비의 5%만 내도록 하고 나머지 95%는 건강보험공단이 부담하는 제도다.

가족 중 암 환자가 생기면 집안 살림 전체가 흔들리는 것이 일반 가정의 현실이다. 의료보험에 암 보험까지 따로 들었다 해도 치료비를 모두 감당하기엔 한계가 있는 것이다. 그나마 이 제도가 있기에 암이나 중증질환 환자가 어느 정도 버틸 수 있는 게 사실인데, 이것도 5년이 지나면 소용이 없다. 암은 치료 후 5년 생존 시 완치라고 말한다. 정확하게 말하자면, 5년 무병 생존율이 진정한 완치라고 할 수 있지만, 5년 동안 암이 재발하지만 않으면 암 이외의 기타 질환 여부와 상관없이 완치되었다고 판단하는 것이다.

물론, 산정특례제도의 혜택을 받아도 병원비를 감당하기 어려운 경우가 많다. 건강보험이 적용되지 않는 비급여 진료비는 지원되지 않는 데다, 특례 기간 전후에도 갖가지 합병증 치료비와 재발검사 비용 등이 드는 탓이다.

유방암 환자의 경우, 암 수술 후 합병증에 시달리는 경우가 있다. 암이 임파선으로 전이되는 경우, 대개 임파선을 자르게 된다. 이때 임파선 절개수술 후유증으로 팔 등에 림프부종이 생길 수 있고, 림프부종 때문에 수술 후 팔을 제대로 쓰지 못하는 일이 발생하기도 한다. 림프부종의 경우, 산정특례를 적용받아 비교적 저렴하게 치료를 받을 수 있으나 재발하는 경우 병원에서 치료를 제한하기도 한다.

문제는 암 진단을 받은 지 5년 후에도 암 합병증을 앓게 되는 상황이다. 5년 안에 암이 재발하거나 전이되지 않으면 산정특례 기간이 일괄적으로 만료되기 때문이다. 특례가 끝나면 5%였던 본인부담금이 적게는 4배에서 많게는 12배가량 오른다.

대개 암 환자들은 암 치료나 그로 인한 합병증 치료 시 항암제 및 기타 약물 과다 투여로 인해 2차 합병증을 겪는 경우가 적지 않다. 5년 뒤 산정특례가 만료된 이후에도 지속적으로 암 검진 및 합병증 치료를 받아야 하는 상황이 발생하는 것이다. 보통 6개월마다 암 검진을 받아야 한다. 암이 재발할지도 모른다는 두려움과 함께 합병증 치료로 인한 육체적 경제적 부담을 고스란히 안고 살아야 한다. 5년이 지나고 암이 발견되지 않아 특례가 중단됐다면, 이전에 비해 6배가 넘는 진료비를 부담해야 한다.

암 치료의 대부분은 항암치료 및 방사선치료, 그리고 약물 부작용이나 면역력 저하로 인해 동반 발생하는 각종 합병증을 치료하는 것이다. 5년 생존 이후에도 계속해서 합병증 치료를 받아야 하는 환자라면 경제적 부담은 가중되고 이러한 환자에게는 산정특례를 더 유지해야 한다는 주장이 설득력을 얻고 있다. 그러나 진료비 규모나 국가의료보험 재정 현실을 고려할 때 당장 실현되기는 어려울 것으로 보인다. 여기에 의료민영화까지 추진된다면, 경제적 압박으로 인해 암 환자들은 더욱 벼랑 끝으로 몰릴 것이다.

완치 후에도 암은 인생의 동반자이다

감기에 잘 걸리는 사람은 환절기만 되면 괜히 신경이 쓰이고 미리 독감 예방주사를 맞기도 한다. 그래도 또다시 감기에 걸리곤 하는 것이다. 그러나 목숨이 왔다 갔다 하는 암 환자의 경우, 재발에 대한 두려움은 상상할 수 없을 정도로 크다. 5년이 지나 완치 판정을 받았다고 해도 어쩌면 수술 이후의 생은 늘 암이 재발하지는 않을까 하는 두려움 속에서 살아야 하는 것이다. 암 때문에 수술대 위에 누워 생사를 넘나드는 경험을 한 사람과 그렇지 않은 사람들이 막연하게 느끼는 암에 대한 공포는 질적으로 다를 수밖에 없다.

암 완치 판정 이후의 삶은 암 환자를 암 판정 이전의 삶으로 완전하게 되돌려 놓을 수 있을까? 솔직히 말하자면, 그것은 전혀 불가능한 일이다. 어차피 시간 앞에서 되돌려 놓을 수 있는 것은 없다. 다만 조금 더 긍정적인 자세로 삶을 대하며 자기 성찰과 자연주의로의 회귀 노력은 그나마 남은 생을 살아가는 데 있어 건강을 유지해주는 중요한 버팀목이 될 것이다. 그러나 역시 문제는 돈이다. 많은 사람이 기존의 생활습관을 아주 버리지 못하고 병원을 오가며 버티고 있는 것을 볼 때, 완치란 견딘다는 의미와 같다. 암 완치 이후의 삶이란, 재발의 두려움과 늘어나는 의료비 부담을 견뎌내며 어떻게든 자신의 생명을 스스로 유지해야 하는 견딤의 시기인 것이다.

암 환자들은 5년 뒤 완치 판정을 받은 이후에도 재발이나 전이 여부를 확인하기 위해 매년 추적검사를 받아야 한다. 국립암센터가 남성 암 환자 1만 4,000여 명을 7년간 추적 조사해 지난 2007년 발표한 결과를 보면, 암 이력이 있는 사람은 그렇지 않은 사람보다 다른 암에 걸릴 확률이 2.3배 높다. 남성 암 환자가 다른 암(2차 암)에 걸릴 확률은 폐암이 2.1배, 대장암 4배, 간 담도췌장암 1.9배, 비뇨생식기암이 2.6배 높다. 한국유방암학회가 발간한 '2012 유방암백서' 자료를 보면 유방암 환자 가운데 20~30%는 암이 재발하는 것으로 나타났다.

그런데 암 환자였을 때 본인부담금 5%가 적용되던 암 검사는 5년 뒤 완치 판정을 받으면 대개 건강보험이 적용되지 않는 비급여 항목으로 분류돼 PET 검사의 경우 산정특례제도를 적용했을 때 3만 5000원이었던 환자부담액이 5년 이후부터는 43만 원으로 늘어난다.

유방암의 경우, 암 추적검사 비용이 산정특례기간 중에는 40~50만 원 안팎 정도 들지만, 5년이 지나면 3배 정도 뛰어 120~150만 원 정도 된다. 아무리 적게 검진해도 100만 원가량이 들기 때문에 암 검사를 제때 못 하는 사람들이 늘어나고, 결국 암 검사를 포기하는 암 생존자가 생기게 되는 것이다. 국가암관리위원회에 따르면, 2007년 암 환자 가운데 다른 암 검진을 받은 암 환자는 42%에 불과했다.

완치라는 말에 매달리지 말 것

암 환자나 가족들 모두 완치라는 말에 너무 매달리지 말아야 한다. 어찌 보면 인간의 몸 자체가 바이러스 덩어리다. 수를 헤아릴 수 없는 수많은 세균이 몸 안에서 이전투구를 벌이며 살아가고 있다. 면역력이 제 역할을 할 때는 다행스럽게도 몸의 여러 기능이 균형을 이루며 질병에 대한 저항력도 크지만, 어떤 요인에 의해서든 그 기능이 쇠퇴했을 때 질병은 찾아오게 된다. 5년 전에 이미 면역력 약화로 암이 찾아왔고, 이후 5년 동안 수술과 항암치료 등으로 인해 육체적으로나 정신적으로 피폐해진 몸이 한계에 봉착해 있기 때문에 5년 생존 이후의 삶이 암 판정 이전의 그것과 같을 수는 없다.

당신이 만약 암 5년 완치 판정을 받았다면 앞으로 걱정 없이 50년을 더 살 수 있다는 얘기가 아니라, 겨우 살아남았다는 의미로 받아들여야 한다. 이 말은 완치와 재발의 경계에 당신이 서 있다는 뜻이다. 경계란, 처신과 의료 혜택 여부에 따라 어느 쪽으로든 포함될 수 있는 아슬아슬한 상황을 일컫는다. 사실, 경계에 서 있다기보다는 외줄타기란 말이 더욱 적확한 표현일는지도 모른다. 재발이 되어 또다시 몸의 면역력이 깨지고 균형을 잃는다면, 그땐 다시 일어나는 일이 결코 쉽지만은 않기 때문이다.

돈이 대우를 받는 세상이다. 가난하기 때문에, 시골에 살기 때문에, 늙었기 때문에 수준 낮은 의료기관에서 암 수술을 받아야 한다. 치료를 제때 받지 못해 사망에 이르는 사례도 적지 않다. 무수한 시행착오를 거쳐 명의가 만들어진다지만, 수술받는 사람의 입장에서는 단 한 번의 기회가 마지막이 될 수 있다. 목숨이 걸린 일이기 때문이다. 소득의 격차가 그대로 질병 치료와 연결된다면 치료를 받지 못하는 사람들이 늘어날 것이며, 이는 사회불안의 단초가 될 것이다.

암 치료와 소득 격차가 무슨 상관?

'고기도 먹어 본 사람이 먹는다.' 배고픈 시절에 만들어진, 그다지 좋은 의미를 내포하고 있는 말은 아니다. 비유가 적확한지 모르겠지만 이 말의 의미가 의료 현실에서도 그대로 적용되고 있는데, '수술도 해 본 사람이 잘한다' 정도가 될 것이다.

암 치료에 있어서 수술은 가장 먼저 고려되어야 할 사항은 아니다. 하지만 어쩔 수 없이 수술을 해야 한다면 병원 선택에 보다 신중을 기해야 할 것으로 보인다.

건강보험심사평가원이 국회에 제출한 2008~2009년 9대 암 수술 자료를 보면, 위 · 대장암 수술 건수가 한 달에 2~3건에 불과한 병원에서 수술을 받은 환자의 사망률이 수술 건수가 많은 병원보다 최고 6배나 높고 합병증이 1.5배 많이 생기는 것으로 밝혀졌다.

그런데 저소득층일수록 수술 실적이 적은 병원을 많이 찾는 것으로 조사됐다. 국립암센터 국가암관리사업단은 국민건강보험공단 진료 자료와 행정안전부 사망 자료를 이용해 2002~2005년 위·대장·폐·유방·췌장·방광·식도 수술을 받은 환자 4만9897명이 소득·연령 등 사회적 상황에 따라 어떻게 의료기관을 선택하는지 분석했다.

수술받은 환자의 건강보험료를 기준으로 삼등분해 분석한 결과, 고소득층 위암 환자(3,755명)의 42.5%는 수술 건수가 많은 병원(연간 126건 이상)에서, 28.4%는 중간 병원(39~125건)에서, 29.1%는 적은 병원(38건 이하)에서 각각 수술을 받았다. 반면 저소득층(3,675명)의 29.2%만이 수술 건수가 많은 병원을 찾았고, 33.4%는 중간 병원에서, 가장 많은 37.4%가 건수가 가장 적은 병원에서 수술을 받았다.

대장암도 다르지 않았다. 고소득층의 37.6%가 수술 건수가 많은 병원에, 저소득층의 37.7%가 건수가 적은 병원에 몰렸다. 폐나 유방 등 다른 암도 같은 경향을 보였다. 수술 건수가 많은 병원은 대부분 대학병원 등 규모가 큰 곳이어서 수술·치료비도 일반 병원보다 비싼 곳이다.

그뿐만 아니라, 대도시와 그 외 지역, 노인과 비노인 간에도 차이가 났다. 대도시가 아닌 지역에 거주하는 위암 환자가 수술 건수가 적은 병원을 이용할 가능성이 대도시 거주자보다 11% 높았다. 대장암은

51%, 유방암은 30%, 췌장암은 48%가 각각 높았다. 65세 이상 노인도 수술 건수가 적은 병원을 이용할 가능성이 훨씬 컸다. 위암은 54%, 대장암은 49% 높았다. 다른 암도 비슷했다. 또 중환자일수록 암 수술 건수가 많은 병원을 찾았다. 수술 건수가 많은 병원에는 외래 환자보다는 응급실을 통해 들어온 경우가 많았다.

이러한 연구 결과는 사회계층별로 의료 이용에 있어서 불평등이 있다는 것을 시사한다. 비보험 진료비 부담, 정보 부족 등이 저소득층의 의료 이용을 저해하고 있다.

암 수술, 경험 많은 의사를 만나라

사람보다 돈이 대우를 받는 세상이다. 가난하기 때문에, 대도시가 아닌 지역에 살기 때문에, 늙었기 때문에 수준 낮은 의료기관에서 암 수술을 받아야 한다. 문제는 치료를 제때 받지 못해 사망에 이르는 사례가 적지 않다는 것이다.

많은 것은 아니지만, 환자의 병을 고치지 못하는 것뿐만 아니라 고칠 수 있는 것처럼 환자를 입원시켜 놓은 채 차일피일 시간을 보내며 그나마 고칠 기회마저 빼앗는 의료기관들도 있다.

흔히 암센터 전문의들은 치료 방법의 우수성을 증명하는데 통계 자료를 사용한다. 우리 병원의 K의사는 지금까지 몇 명의 암 환자들을 성공리에 수술했다는 식이다. 그만큼 수술 경험이 많으며, 그 경력을 믿고 수술을 받기 위해 수많은 암 환자들이 몇 달씩 대기하고 있다는 부연 설명 또한 잊지 않는다. 매체들도 그러한 병원의 자료를 그대로 이용해 의료 정보를 제공한다, 물론, 완치율 같은 것은 말하지 않는다.

그렇더라도, 수술 경험이 많은 의사가 그렇지 못한 의사보다 훨씬 실력이 좋다는 것은 누구나 알 수 있는 사실이다. 어차피 같은 기술의 반복이라면, 수백 번 수술을 시행한 사람의 실력이 한두 번 해본 사람보다 월등할 수밖에 없다.

무수한 시행착오를 거쳐 명의가 만들어진다지만, 수술받는 사람의 입장에서는 단 한 번의 기회가 마지막이 될 수도 있다. 단순한 치료 샘플이 아닌, 목숨이 걸린 일이기 때문이다.

소득의 격차가 그대로 질병 치료와 연결된다면, 양극화 현상이 심화될수록 제대로 된 치료를 받지 못하는 사람들이 늘어날 것이다. 이는 곧 모든 사람이 가장 기본적인 권리조차 누리지 못한다는 것을 의미한다. 돈이 없어 죽을 수밖에 없을 때, 사람들이 선택할 수 있는 방법은 자명하기 때문에 사회 불안의 단초가 될 수도 있다.

사실, 소득에 따른 질병 치료의 격차는 의료민영화가 시행되면 가장 빈번하게 발생할 문제점이기도 하다. 이도 저도 다 싫다면, 제 몸의 건강은 자기가 스스로 지키는 것이 가장 좋은 방법이긴 하다.

의사도 사람이기 때문에 스트레스도 받고, 자신의 건강보다 남의 건강을 먼저 생각할 수밖에 없기에 자신의 건강을 돌볼 시간이 없을는지도 모른다. 의사야 그렇다고 치고, 우리는 왜 자기의 몸을 의사 손에만 맡긴 채 건강을 위한 아무런 노력을 기울이지 않는 것일까. 암이 찾아왔을 때가 돼서야 비로소 의사를 찾아가 읍소한다 한들 수백 명의 암 환자를 돌보아야 하는 의사가 당신만을 위해 시간을 내줄 리 만무하다. 의사 자신의 수명도 짧거늘, 어째서 의사가 당신의 목숨을 돌보기 위해 모든 것을 바칠 것이라고 생각하는가?

의사가 오래 살지 못하는 아이러니

50대 후반의 중년 남성이었다. 깔끔해 보였으며 가끔 미소만 지을 뿐 많은 말을 하지는 않았다. 동행한 부인과 종종 이야기를 나눌 때도 서너 걸음 앞에 있던 내가 왠지 미안할 정도로 조심스레 할 말만 했다. 물론, 자신에 대해서는 아무 말도 하지 않았다.

그는 내과 의사였다. 개인 병원을 운영하고 있었으며, 건강에는 아무런 문제가 없었다. 다만 아내가 유방암 판정 후 수술을 받았으며 당시 항암치료를 시작한 상태였다. 항암제의 후유증을 익히 알고 있었기에 대안적 치유법도 생각할 겸 바람을 쐬고 싶다는 아내의 부탁도 들어줄 겸 힐링 프로그램에 참가했던 터였다.

그는 의료계 분위기상 대체의학에 관해 드러내놓고 관심을 가질 수 없었다. 현대의학을 가장 잘 아는 대표적 직군인 의사였으므로, 우리

나라와 같이 현대의학을 신봉하는 사회에서 대체의학에 관한 소신을 이야기했다가는 자칫 따돌림을 당할 수도 있다는 것을 모르지 않았다. 그러한 이유로 자신의 직업이나 아내의 암 투병에 관해 공개적으로 이야기 할 수 없었던 것이다.

"내가 의사인데, 어떻게 대체의학적인 방법을 듣기 위해 왔다고 얘기할 수 있겠습니까?"

그의 마음을 충분히 이해했다.

그는 항암제의 독성을 익히 알고 있었다. 의사였지만, 항암제 투여 이후 고통스러워하는 아내를 위해 해줄 수 있는 게 아무것도 없었다. 의사로서 자괴감마저 들었고, 며칠 쉬고 싶다는 아내의 부탁이라도 들어줄 요량으로 병원을 휴무한 채 집을 떠나온 참이었다.

아내는 의사 남편에게 미안하기만 했다. 명색이 의사의 아내인데, 암에 걸린 것도 모자라 수술 후 항암치료 때문에 고통받는 자신의 모습이 너무도 싫었다.

"내가 아플 것이라고는 생각하지 못했어요. 의사 집안인데, 내가 암 때문에 고통받으리라고는 상상할 수도 없었거든요."

의사의 아내가 조용히 하소연하듯이 건넨 말이었다. 내게 몇 가지 궁금한 것을 물으며 자신의 암 투병에 관한 이야기를 하면서도, 절대로 다른 사람들에게는 자신이 암 투병 중인 사실이나 자신의 남편이 의사라는 말은 하지 말아 달라고 신신당부를 했다.

우리는 흔히, 의사나 의사의 가족들은 일반인들보다 건강하게 오래 살 것이라고 생각한다. 병 치료하는 일을 하는 사람이니 건강에 대해서 누구보다 많이 안다고 생각하는 것이다. 이 말은 사실이다. 그러나 건강 상식이 해박하고 전문 치료기술을 습득한 사람이라고 해서 오래 사는 것은 아니다. 건강 상식의 실천 여부가 중요한 것이지, 많이 알고 있는 것 자체는 건강과 직접적인 상관이 없다.

그렇게 따진다면 아무것도 모르는 바보가 일찍 죽어야 하는데, 가만히 보면 암에 걸리는 백치는 거의 없다. 건강 상식이 없는 것은 물론이고, 세상 살아가는데 필요한 것들을 제대로 갖추고 있지 못한 그들은 왜 암에 잘 걸리지 않는 걸까?

반대로, 자기 전공과 관련된 것이긴 하겠지만 건강과 관련해 그토록 많은 것을 알고 있는 의사들은 왜 암에 걸리는 경우가 많은 걸까? 의사도 암에 잘 걸린다는 조사 결과는 우리를 당황하게 만든다. 명확하게 밝혀진 것은 없으나, 의사들의 수명이 짧은 가장 큰 이유를 스트레스에서 찾고 있는 것 같다.

과연, 의사들은 얼마나 오래 살까?

의사 말대로 살면 오래 살고
의사처럼 살면 오래 못 산다

결론부터 말하면, 의사들의 평균 수명은 일반인보다도 훨씬 짧다. 10여 년 전, 연세대 유승흠 교수팀이 의사협회 용역사업의 일환으로 진행한 '작고 회원의 파악 및 사망원인에 관한 연구'에 따르면 우리나라 의사의 평균 연령은 61.7세로 나타났다. 이는 일반인의 평균 수명(남자 74.4세, 여자 81.8세)보다도 15년 이상 짧은 수치이며, 통계청이 발표한 92년~98년 사망자 평균 연령인 64.7세보다도 낮은 것이다. 남자 의사의 가장 높은 사망원인은 뇌졸중(13.9%)이었으며, 간암, 위암, 급성동맥경화증, 당뇨, 폐암 순이었다.

우리보다 의학 기술이 발달했다고 여겨지는 미국은 더 심각하다. 지난 1995년 자료에 의하면, 미국의 경우 의사의 수명이 일반인보다 약 18년 더 짧다. 일반인의 평균 수명이 75.5세일 때 미국 의사들의 평균 수명은 57.6세로 조사됐다.

"현재 미국인의 평균 수명이 75.5세인데 비해 의사의 평균 수명은 57.6세입니다. 통계상 한 20년을 더 살려면 의과대학을 가지 말아야 할 것 같습니다."

미국 텔레비전 뉴스에서 의사 평균 수명이 짧은 것을 두고 비아냥거리기까지 했을 정도였으니 미국인들이 받았을 충격을 알 만하다.

사실, 의사들의 수명이 생각보다 짧은 이유는 과로와 스트레스 때문만은 아니다. 환자에 대한 스트레스보다는 경영이나 수익에 대한 압박과 의료분쟁 등으로 인한 스트레스가 새로운 문제로 떠올랐을 것이다. 대형병원 의사들은 나름대로 병원의 영리 추구에 일정 부분

기여해야 하는 부담감이 있을 것이고, 작은 병원들은 환자 감소로 인한 경영상의 문제가 적지 않을 것이다. 비단 의료계의 현실만은 아니지만, 이래저래 돈이 결부돼 있다. 중소병원협의회 자료에 의하면, 매년 10%의 병원이 도산(종합병원 1.4%, 일반병원 9.6%)한다고 한다. 의료계 또한 양극화가 심화되어가고 있는 것이다.

환자들에게 과로와 스트레스를 피하라고 말을 하지만, 의사들도 사실은 그렇게 하지 못하고 있는 것이다. '의사 말대로 살면 오래 살고 의사처럼 살면 오래 못 산다'는 말을 되새겨 볼 필요가 있다.

물론, 의사도 사람이다. 사람이기 때문에 스트레스도 받고, 자신의 건강보다 남의 건강을 먼저 생각할 수밖에 없기에 아는 만큼 건강을 돌볼 시간이 없을는지도 모른다. 의사야 그렇다고 치고, 우리는 왜 자기의 몸을 의사 손에만 맡긴 채 건강을 위한 아무런 노력을 기울이지 않는 것일까.

당신에게 암이 찾아왔을 때가 돼서야 비로소 의사를 찾아가 읍소한다 한들 수백 명의 암 환자를 돌보아야 하는 당신의 담당 의사가 당신만을 위한 진료시간을 내줄 리 만무하다. 의사 자신의 수명도 짧거늘, 의사가 어찌 당신의 목숨을 돌보기 위해 모든 것을 바칠 것이라고 생각하는가?

의사가 한계에 부딪혀 치료할 수 없다면, 그것이 의사 개인 능력의 한계인지 현대의학의 한계인지 헷갈릴 때가 있다. 같은 현대의학을 공부했다고 해도 모든 의사의 실력이 다 같은 것은 아니다. 실력보다는 관점의 차이라고 말할 수도 있겠지만, A라는 의사가 포기한 환자를 B라는 의사가 치료한 경우를 목격하면서도 우리는 단 한 번의 의심조차 품질 않는다. 말기 암으로 죽어가는 자식의 고통을 줄여주고 더군다나 치료까지 했는데도 그것이 불법이라는 이유로 아빠를 가두고 치료를 중지시킨다면, 그 법은 과연 누구를 위한 법인지 묻지 않을 수 없다.

의사가 못 고치는 병,
아빠가 고치면 불법?

제도라는 것은 인간을 보다 안전하게 보호하고 또한 공동의 지속적인 생을 이어가기 위해 만들어진 것이다. 적어도 표면적으로는 그렇다. 의료제도 역시 일정한 자격을 갖춘 시설과 그 시설에 고용된 의사, 그리고 그들에게 치료약을 공급하는 제약회사 간의 영리적 관계보다는 환자의 치료와 보호를 위해 만들어진 것이 분명하다. 적어도 의료법의 제정 취지는 그렇다.

현행 의료제도와 관련해 한 가지 의문이 생기는데, 만약에 병원이나 의사가 고치지 못하는 병은 그 누구도 고치면 안 되는가에 대한 것이다. 치료의 한계가 있긴 하다. 흔히 말하는 현대의학의 한계를 말하는 것인데, 의사가 어떠한 연유로 한계에 부딪혀 치료할 수 없다면, 그것이 의사 개인 능력의 한계인지 현대의학의 한계인지 헛갈릴 때가 있다. 같은 현대의학을 공부했다고 해도 모든 의사의 실력이 다 같은 것은 아니다. 실력보다는 관점의 차이라고 말할 수도 있겠지만, A라는 의사가 포기한 환자를 B라는 의사가 치료한 경우를 목격하면서도 우리는 단 한 번의 의심조차 품지 않는다.

모든 치료는 병원에서 이루어지고 있으며, 많은 환자가 현대의학적 치료 방법에 의해 목숨을 건지고 있는 것이 사실이다. 하지만 의사가 모르는 치료 방법은 세상에 얼마든지 있을 수 있으며, 구체적인 통계가 없을 뿐이지 적지 않은 사람들이 현대의학 외적인 방법을 통해 질병을 치료하고 있다. 이러한 대개의 방법이 기존 의료제도에 제대로 흡수되지 못한 채 민간요법 내지는 대체의학이라는 이름으로 그 명맥을 유지하고 있는 게 우리의 현실이기도 하다.

의사가 고치지 못하는 병은 정말 치유할 방법이 없는 것일까?

말기 암 딸 위해 대마 기름 투여한 아빠

가족 중에 암 환자가 있고, 통증에 힘겨워하는 그의 모습을 본다는 것은 그 자체로 고통이 아닐 수 없다. 더군다나 그 암 환자가 어른이 아니고 두 살배기 딸이라면, 부모는 어떤 방법을 써서라도 딸을 고통으로부터 벗어나게 해주고 싶을 것이다.

2014년 말, 호주 퀸즐랜드에 사는 아담 쾨슬러라는 남자가 4기 신경모세포종 진단을 받은 딸 루머 로즈에게 의료용 대마초 기름(Medicinal Cannabis Oil)을 투여한 죄목으로 체포돼 기소됐다. 딸 로즈가 앓고 있는 병은 신경모세포에서 발생하는 악성종양으로, 주로 5세 이하의 어린이에게 생기며 전이가 빠르고 생존 확률 또한 아주 낮은 것으로 알려져 있다.

쾨슬러는 대마 기름이 암에 효과가 있다는 정보를 접한 후 딸 로즈에게 코코넛을 혼합한 대마 기름을 투여한다. 그런데 대마 기름을 투여받은 딸이 기적적으로 증상이 개선되기 시작했다. 그는 지역 신문과의 인터뷰에서 "암으로 위축된 딸의 작은 몸이 다시 살아났다. 거의 즉각적으로 딸의 삶의 질이 좋아졌다"고 말했다.

딸의 입에서 "아빠, 배 안 아파!"라는 말이 튀어나왔다. 제대로 먹지도 못하던 아이가 챔피언처럼 먹을 수 있게 되었다며 쾨슬러는 기뻐서 어쩔 줄을 몰라 했다. 그뿐이 아니라 체중마저 증가하기 시작했으니, 더 이상 뭐라 표현할 길이 없었을 것이다.

쾨슬러는 "아이가 기운이 돌아와 다리를 웅크리고 누워 있는 대신 나와 함께 밖으로 나가고 싶어 했다"며, "혈색이 돌아오고 눈이 다시 반짝거려 서로 쳐다보면서 완전히 놀랐다"고 대마 기름의 효능에 관해 설명했다.

하지만 기쁨도 잠시, 쾨슬러는 병원에서 체포되었다. 16세 미성년자에게 위험한 마약을 공급하고 소지한 혐의였다. 죽어가는 딸과 생이별을 하게 된 사연이 알려지면서 10만 명의 퀸즐랜드 시민들이 석방 청원에 서명하면서 그는 석방됐다. 조건은 딸과의 접촉금지. 퀸즐랜드 시민들은 "쾨슬러는 부모로서 딸의 치료법을 결정할 권리가 있다"고 옹호했다.

자기 자식이 암으로 죽어가고 있는데, 병원에서는 현대의학의 한계만 얘기할 뿐 진통제 처방 이외에 달리 하는 일이 없다. 당신이 부모라면 이럴 때 어떻게 하겠는가? 의사가 포기했으니 부모도 딸의 목숨을 포기해야 하는가? 아니다. 방법이 있다면 불법이든 합법이든 사람을 살리는 일이 우선이다. 옛말에도 죽어가는 사람은 일단 살리고 보자는 말이 있지 않은가. 의사도 포기한 자식의 암을 치료하고 생명을 살리는 일이 불법이라면, 아마도 세상의 모든 아빠는 범법자가 될 수밖에 없을 것이다.

물론, 법을 어기라는 말은 아니다. 그러나 분명하게 말기 암에 걸린 아이가 기적적으로 좋아지고 있다면, 그 방법이 바로 아이를 위한 최선의 의료인 것은 아닐까. 찬반논쟁을 떠나서, 고통스럽게 죽어가는 것을 원하지 않아 안락사를 선택하는 사람들이 적지 않은 세상이다. 하물며, 다른 사람에게 피해를 주지 않으면서도 말기 암으로 죽어가는 자식의 고통을 줄여주고 더군다나 치료까지 했는데도 그것이 불법이라는 이유로 아빠를 가두고 아이의 치료를 중지시킨다면,

그 법은 과연 누구를 위한 법인지 묻고 싶다.

대마 사용은 왜 불법이 되었나?

대마 기름은 서양에서 암과 녹내장 등에 효과가 있다고 알려져 있다. 대마 성분이 암세포를 죽이는 항암성분이 있다고 밝혀지면서 항암치료제로도 새롭게 주목받고 있다. 그러나 대부분의 나라에서 산업적 용도 이외의 대마 재배가 금지되어 있는데, 담배회사의 로비 때문이라고 알려져 있다. 미국 담배회사들은 로비를 통해 마리화나 과세법을 만들었다. 대마가 범죄를 일으키는 원인이므로 대마 거래에 대한 세금을 과하게 매기고 사용을 금한다는 내용이었다. 미국 정부 역시 마리화나가 대중화될 경우 그보다 중독성이 강한 담배 이용이 줄어 세수에 문제가 생길 수 있다는 판단을 했고, 그 이후 사실상 대마 재배는 금지되었다. 그러나 지금은 사정이 바뀌고 있다. 미국 워싱턴시와 캘리포니아주는 의료용으로, 콜로라도주는 기호품으로 대마초를 합법화하여 일정량 소지가 가능하게 되었고, 우루과이는 2013년 12월 대마 판매를 전면 합법화했다. 담배의 유해성 때문에 규제가 늘어나자 마리화나를 통해 세수 확대를 노린 것이다. 그러나 다른 무엇보다도 대마에서 얻을 수 있는 질병 치료에 대한 의학적 가치가 크기 때문에 의료용 대마 활용을 고민해야 할 시점에 다다른 것만은 분명해 보인다.

미혼인 암 환자에 대한 지원은 우리 의료 현실에 있어 매우 요원한 게 사실이다. 미혼 암 환자 검진 시 우울증 문제를 검토해야 한다는 지적도 있다. 이러한 문제는 제도적 보완을 통해 결혼 여부와 상관없이 암을 치유할 수 있는 물적 심적 토대를 마련하면 충분히 극복할 수 있다. 병은 널리 알리라고 했다. 무엇보다 환자 개인이 아프다고 마음을 닫고만 있을 게 아니라, 세상과의 교류를 통해 치유 정보를 공유하고 지원을 받을 수 있는 열린 자세를 갖는 것이 중요하다.

고독이 암 발병 가능성과 사망률을 높인다

'고독이 암 발병 가능성과 사망률을 높인다(Loneliness makes cancer more likely and deadly)'.

몇 해 전 BBC방송에 보도된 내용이다. 경제적인 혹은 여러 가지 사정으로 인해 싱글로 살며 늙어가는 사람들이 늘어나고 있다. 혼자인 것도 서러운데 암마저 외롭고 고독한 자에게 찾아올 확률이 높은 것이다. 암에 걸린 사람 중에서도 의기소침한 암 환자들이 더 낮은 생존율을 가지고 있는데, 이는 의사들뿐만 아니라 대부분의 일반인도 인지하고 있는 사실이다.

영국국립과학아카데미는 고독이 암 발생률과 사망률 양쪽을 높인다고 주장하며, 사회적 고독이 암세포의 급격한 성장으로 표출된다고 밝혔다. 그들은 쥐 실험을 통해 그러한 결과를 증명했다. 고독하게 격리된 쥐들에게서 떼를 지어 살고 있는 쥐들보다 더욱 많은 종양이 발견되었으며, 그러한 종양들은 더욱 치명적인 유형으로 진행되었다.

이러한 상황이 벌어지게 된 가장 큰 이유가 스트레스 때문이라는데, 이와 같은 상황이 인간에게도 그대로 적용될 수 있다. 물론, 고독과 암 유발의 상관관계를 증명하기 위해서는 더 많은 연구가 필요할 것이다. 그러나 감정이 질병에 영향을 주는 것만큼은 확실해 보인다. 스트레스가 많은 상황은 사람들이 암 발생에 영향을 주는 과음과 과식, 흡연 등의 행위를 할 수 있는 가능성을 높이기 때문이다.

버림받은 쥐, 암 발병률 84배나 높아

스트레스가 암 발생에 일정 부분 기여한다는 것은 익히 알려진 사실이다. 스트레스가 직접적으로 암을 발생시키기보다는, 사람들로 하여금 건강하지 못한 행위를 하게 할 가능성을 높게 해 암 발생 위험도를 높인다고 봐야 할 것이다. 일례로, 사회적 관계에 충실한 유방암 환자들이 그렇지 못한 유방암 환자들보다 증상이 개선되었다는 연구 결과도 있다.

연구원들이 원래 자연적으로 사교성이 있는 노르웨이 쥐들을 고립시켜 스트레스를 유발한 결과, 유방암 위험도가 3배나 증가한다는 사실을 발견했다. 버림받은 쥐들은 기밀하게 짜인 관계망 속에서 살고 있는 쥐들보다 암 발병률이 84배나 많으며, 그 암의 진행 또한 공격적인 것으로 판명되었다.

포유류를 대상으로도 실험을 했는데, 고립된 포유류들 또한 스트레스 호르몬이 높게 발생하였고, 스트레스를 받은 포유류들은 노르웨이 쥐들보다 더욱 긴 회복시간을 필요로 했다. 인간 역시 포유류이므로 이 연구 결과가 시사하는 바가 크다.

외로운 개미, 수명 1/10로 줄어든다

고독은 마음뿐 아니라 수명까지 갉아먹는 치명적인 병이다. 스위스와 일본 공동 연구진은 2014년 국제학술지 '행동생태학과 사회생물학'에서 "군집에서 고립된 개미는 수명이 10분의 1로 줄어든다"고 발표했다.

연구진은 일개미가 혼자 있을 때와 2마리, 10마리가 같이 있는 경우, 그리고 일개미 한 마리가 애벌레 서너 마리와 함께 있는 경우를 나눠 행동을 관찰했다. 홀로 된 개미는 동료를 찾느라 한시도 쉬지 않고 돌아다녔다. 그런데도 먹이를 제대로 소화하지 못해 에너지 부족 상태가 왔다. 연구진은 "동료로부터 먹이 소화에 필요한 장내 세균을 전달받지 못하기 때문"으로 추정했다. 개미는 먹이를 먹으면 바로 소화시키지 않고 사회위(社會胃)라는 모이주머니에 모아둔다. 배고픈 동료가 더듬이로 입 아래 수염을 자극하면 사회위에서 먹이를 토해 나누어 먹는데, 홀로 된 개미는 이런 영양 교환을 하지 못해 문제가 생긴다는 것이다.

여러 가지 조건별로 관찰한 결과, 일개미가 홀로 있으면 수명이 6일밖에 되지 않았다. 하지만 집단을 이루면 최대 66일까지 수명이 늘어나는 것으로 나타났다.

배우자 있는 암 환자, 독신 환자보다 오래 산다

기혼인 암 환자의 생존율이 동년배 독신 환자보다 높다는 연구 결과도 있다. 미국의 연구 조사지만 출산율 저하 때문에 이래저래 고민스러운 사람들에게는 나름 희소식일 수도 있겠다. 물론, 막연한 암 걱정 때문에 마음에 없는 결혼을 할 사람은 없을 것이며, 아이 때문에 자신의 미래를 저당 잡히고 싶은 사람 또한 없을 것이다. 그래도 이러한 연구가 의미하는 바는 분명히 있다.

결혼해 동거하는 암 환자들은 별거, 이혼, 상배했거나 결혼 경험이 없는 암 환자보다 사망 확률이 20% 낮은 것으로 나타났다. 미국 임상 종양학 저널에 보도된 내용이다. 또한 독신 암 환자보다 기혼자들이 암의 종류와 관계없이 잘 견뎌내고 전립선암, 유방암, 직장 결장암, 식도암 등은 화학요법보다는 결혼이 환자의 생존율에 더 큰 기여를 하는 것으로 나타났다. 결혼 제도 자체가 암 환자에게 도움이 되기보다는 결혼을 통해 얻을 수 있는 배려와 지원, 믿음 등이 생존율을 높이는데 기여했을 것이다. 배우자들이 환자를 간호하고 병원에 데려다주며 투약과 식사를 제대로 하도록 도와주는 등 실용적인 서비스를 제공하게 되는데, 이것은 효과적인 치료법만큼이나 환자에 대한 사회적 지원이 중요하다는 것을 말해준다. 아무래도 혼자 투병

하는 사람들이 병에 대한 두려움과 경제적 부담이 클 수밖에 없다.

미국암연구소의 분석 자료를 보면, 암 환자 가운데 초기 단계 검진율에 있어 독신자보다 기혼자가 17% 더 높게 나타났다. 기혼자는 배우자의 암이 악화될 때까지 기다리지 않고 징후가 나타나면 곧바로 병원 검진을 받도록 하기 때문이다. 또한 결혼한 암 환자는 치유 가능성이 높은 요법을 처방받은 확률이 독신자보다 50% 높았다.

암 환자의 치료 효과를 높이는데 배우자의 보살핌이 결정적으로 중요하다는 것과 미혼인 암 환자들에게는 간호사, 심리학자 등의 지원이 필요하다는 것을 알 수 있다. 배우자의 보살핌이야 그렇다고 치고, 미혼인 암 환자에 대한 지원은 우리 의료 현실에 있어 매우 요원한 게 사실이다. 미혼 암 환자 검진 시 우울증 문제를 검토해야 한다는 지적도 있다. 이러한 문제는 제도적 보완을 통해 결혼 여부와 상관없이 암을 치유할 수 있는 물적 심적 토대를 마련하면 충분히 극복할 수 있다.

병은 널리 알리라고 했다. 무엇보다 환자 개인이 아프다고 마음을 닫고만 있을 게 아니라, 세상과의 교류를 통해 치유 정보를 공유하고 지원을 받을 수 있는 열린 자세를 갖는 것이 중요하다.

잘 먹어야 면역기능이 활성화되어 암도 치료하고, 또한 항암치료 시 부작용도 최소화할 수 있다. 그런데도 여기저기서 암 환자가 너무 잘 먹으면 암세포가 그 영양분을 빼앗아 먹고 빨리 자란다는 속설이 떠돌고 있다. 이 말을 믿을 필요는 없다. 못 먹어서 죽은 암 환자는 있어도 너무 잘 먹어서 죽은 암 환자는 없기 때문이다. 실제로 암 환자의 40~80%가 영양 불량 상태에 있으며, 암 환자의 20%는 영양실조로 사망한다는 조사 결과가 있다.

밥 먹을 힘 있으면 암 이길 수 있다

암 환자는 암으로 죽기 전에 영양실조로 죽는다는 말이 있다. 이 말은 암 환자의 영양 상태가 암 치료의 성공 여부를 좌우하는 중요한 잣대라는 뜻이기도 하다. 잘 먹어야 그것을 기반으로 면역기능이 활성화되어 암도 치료하고, 또한 항암치료 시 부작용도 최소화할 수 있다.

그런데도 여기저기서 암 환자가 너무 잘 먹으면 암세포가 그 영양분을 빼앗아 먹고 빨리 자란다는 속설이 떠돌고 있다. 이 말을 믿을 필요는 없다. 못 먹어서 죽은 암 환자는 있어도 너무 잘 먹어서 죽은 암 환자는 없기 때문이다. 실제로 암 환자의 40~80%가 영양 불량 상태에 있으며, 암 환자의 20%는 영양실조로 사망한다는 조사 결과도 있다. 대한암협회는 암 환자의 영양 섭취와 관련해 잘못 알려진 몇 가지 사례를 제시했는데, 모두 일리가 있는 지적이다.

암 환자는 소식해야 한다 (X)

소식이라 함은 적게 먹는다는 뜻 외에도 다른 의미가 내포되어 있다. 적게 먹어도 우리 몸이 충분히 제 기능을 수행할 수 있을 때, 건강한 상태를 지속적으로 유지할 수 있을 때 소식을 하라는 것이지 무턱대고 적게 먹으라는 말은 아니다. 소식은 과식으로 인해 생길 수 있는 몸의 불균형을 미연에 예방할 수 있는 식습관이기도 하다.

그런데 이러한 소식이 건강한 일반인과 같이 암 환자에게 적용된다고 생각하면 오산이다. 암 환자는 암세포에 빼앗기는 영양분을 보충해 암에 대항할 수 있는 에너지를 확보해야 하는데, 이것은 대부분 영양 섭취를 통해 이루어지게 된다. 소식으로 인해 체력이 떨어지면 암 치료 과정을 버텨내기가 힘들다. 그러므로 고단백, 고열량 음식을 하루 5~6회로 나누어 소량씩 자주 섭취하는 것이 좋다.

암 환자는 육류를 피해야 한다 (X)

만약 항암치료를 하고 있는 암 환자라면 육류를 무조건 피하는 것만이 능사는 아니다. 항암치료 시 정상 세포 또한 손상을 받는다는 것은 널리 알려진 사실이다. 손상받은 정상 세포의 재생을 돕기 위해서는 단백질이 충분히 공급되어야 한다. 매일 조금씩이라도 육류 등 단백질을 꾸준히 섭취해야 한다. 수술했을 경우, 상처 회복을 위해 단백질 필요량이 증가하며, 원활한 회복을 위해서는 필수 아미노산 공급이 중요하므로 동물성 단백질의 꾸준한 섭취가 필요하다.

육류가 싫다면 생선이나, 계란, 두부, 콩 등으로 단백질을 공급하는 것이 좋다. 암 환자는 단백질, 탄수화물, 지방, 비타민, 미네랄 등을 골고루 잘 먹는 것이 중요하다는 것을 명심해야 한다. 아주 적은 양으로도 몸 안의 면역력을 키우는데 아주 중요한 역할을 하는 것들이 있다. 각종 미네랄 성분이 그러한 일을 한다.

양념을 하지 않는 것이 좋다 (X)

자극적이지 않고 싱거운 것이 좋다고 너무 밋밋하게 음식을 조리하면 환자의 식욕이 떨어질 수 있다. 적절한 양념으로 환자의 입맛을 돋우는 것이 중요하다. 소금은 천일염이나 제대로 제조된 죽염을 이용하면 좋고, 흰 설탕 대신 조청이나 메이플시럽을 사용하는 것도 좋다. 마늘과 생강을 쓰는 것도 좋다. 양념을 쓰지 않는 것만이 최선은 아니다. 양념은 단순히 환자의 입맛을 돋우는 것뿐만 아니라, 면역력을 높이는 데도 중요한 역할을 하기 때문이다.

생식만 하는 것이 좋다 (X)

간혹, 자연적인 것이 치료에 좋다는 이유만으로 생식만 고집하는 암 환자가 있다. 하지만 생식은 섬유질이 많고 익히지 않은 식품이어서 오히려 소화에 부담을 줄 수가 있으므로 신중해야 한다.

잡곡과 현미 위주의 식생활도 문제가 있다. 잡곡과 현미는 식이섬유소 함유량이 높고 불용성 식이섬유소가 많아 장 속에서 소화가 잘되지 않고 다른 영양소의 흡수를 방해할 수 있어 주의해야 한다. 영양 섭취를 잘하는 상태에서는 잡곡과 현미보다 흰 쌀밥 섭취가 좋다.

이 모든 사례가 그릇된 정보라고 단정 지어 말할 수는 없다. 하지만 다수의 연구와 통계, 경험사례를 근거로 만들어진 것이므로 일단 신뢰를 갖고 참고하는 것이 좋을 것이다. 반대로, 의사들이 권장하지 않거나 꺼려하는 방법을 통해 암을 치유한 경우도 있다.

무엇이든 환자 본인의 판단과 결정이 가장 중요하다. 실제로 암 치료 예후가 좋은 사람들의 공통점은 어떠한 방법이든 꾸준히 실천한 사람들이라는 점이다. 무언가를 꾸준히 한다는 것은 그 방법에 대한 믿음과 확신이 있다는 것이다. 자신의 목숨이 걸린 일인데 남의 일 대하듯 소홀하게 치료 방법을 결정하는 사람은 없기 때문이다.

"미국 병원들은 한 달에 한 번 암 환자들을 강당에 모아 놓고 하고 싶은 얘기 다 하게 하는 프로그램을 운영합니다. 이때 암 환자들이 뭐라고 하는지 아십니까. 암 치료가 무서운 게 아니라, 병원에 입원해서 가족들과 떨어지고 사회로부터 격리되는 느낌이 가장 두렵다고 합니다."

암 환자가 집에서 가족과 지내며 치료받으면 정서적으로 안정되어 치료결과가 더 좋다고 한다. 심리적인 안정이 되어야만 암 치료도 진전이 있는 것이다. 암 환자가 불안과 두려움에 떤다면 몸의 기능이 정상적으로 작동할 수 없다는 것은 불을 보듯 뻔한 일이다.

암, 가족과 지내며 통원 치료하라

"암 환자는 집에서 가족과 지내면서 통원 치료받는 게 결과도 훨씬 좋습니다."

서울 성모병원 전후근 암 병원 원장이 어느 인터뷰에서 한 말이다. 전 원장은 암 환자들은 가급적 입원하지 말고 항암제 치료를 받으라고도 했다. 대한민국 의사의 입에서 나온 말이라고는 믿기 어렵다. 솔직히 수술과 입원을 우선으로 권할 수밖에 없는 게 국내 의료계의 현실이 아닌가. 어느 의사가 간 크게 집에서 통원 치료받는 게 훨씬 효과가 좋다고 말할 수 있겠는가.

그의 이력을 보니, 궁금증이 풀렸다. 국제 암 학계에서 잘 알려진 암 전문가이자 미 국립암센터 등에서 30여 년간 일하다 몇 해 전 성모병원 암 병원 원장으로 자리를 옮겼던 것이다. 그는 한국에 와서 보니 불필요한 입원이 너무 많아 놀랐다며 국내 암 치료 시스템의

혁신을 주장했다.

불필요한 입원, 암 치료 도움 안 돼

그의 말에 의하면, 미국에선 항암 치료의 90%는 입원시키지 않고 외래에서 한다고 한다. 혹시, 미국은 의료보험 적용도 부실하고 입원비가 비싸기 때문은 아닐까 궁금증을 가질 수도 있다. 그는 입원비보다는 환자의 편의와 치료 결과를 좋게 하기 위해서라고 잘라 말한다. 환자가 병원에 갇혀 있으면 우울해지고 병세에 대한 불안감을 키워 꼭 낫겠다는 의지도 약해진다는 것이다.

일리가 있는 말이다. 암 환자들이 꼭 병원에 장기간 입원할 필요는 없다. 병원에 입원하게 되면 일단 가족과 헤어져 지내게 되고, 그러한 분리(分離)에서 오는 불안이 암 치료에 결코 도움이 되진 않을 것이기 때문이다.

그는 우리도 미국의 암 치료 시스템 도입이 필요하다고 말한다.

"미국 병원들은 한 달에 한 번 암 환자들을 강당에 모아 놓고 하고 싶은 얘기 다 하게 하는 프로그램을 운영합니다. 이때 암 환자들이 뭐라고 말하는지 아십니까. 암 치료가 무서운 게 아니라, 병원에 입원해서 가족들과 떨어지고 사회로부터 격리되는 느낌이 가장 두렵다고 합니다."

그는 암 환자가 집에서 가족과 지내며 치료받으면 정서적으로 안정되어 치료결과가 더 좋다고 했다. 맞는 말이다. 수술과 항암치료 할 때를 제외하면 웬만하면 입원하지 않는 것이 환자의 심리적 안정에 도 좋을 것이다. 심리적인 안정이 되어야만 암 치료도 진전이 있는 것이다. 암 환자가 불안과 두려움에 떤다면 몸의 기능이 정상적으로 작동할 수 없다는 것은 불을 보듯 뻔한 일이다.

그는 불필요한 입원 치료로 인한 의료비 상승 등 사회적인 부담도 크다고 했다. 환자가 입원하면 가족 한 명이 생업을 포기하고 간병을 위해 같이 '입원' 해야 하는데 이렇게 모두를 고생시켜서는 안 된다는 말이다. 그로 인한 이차적인 비용도 만만치 않고, 정작 입원이 필요한 환자가 병실이 없어 입원하지 못하는 일이 생긴다는 것이다. 실제로, 국내 유명 대형병원들은 언제나 암 치료병동이 만석이다. 마치 암 병동을 떠나면 당장 무슨 일이라도 일어날 것 같은 불안감을 환자들 또한 지니고 있다. 이것은 제대로 된 암 정보를 갖지 못하거나 그에 대한 교육을 받지 못했기 때문이다.

그는 환자가 희망을 갖도록 가족과 주변에서 도와줘야 치료결과가 좋아진다며 이를 위해서는 병원이 암 환자와 가족들에게 제대로 된 교육을 하고 정보를 줘야 한다고 말했다.

암 치료, 나만의 문제는 아니다

흔히 의사들의 실력을 판가름할 때 쓰는 잣대가 얼마나 많은 환자를 진료했는가, 혹은 얼마나 많은 환자의 수술을 집도했는가 여부를 가지고 따지곤 한다. 많은 환자를 진료하거나 수많은 수술을 했다는 것은 그만큼 여러 환자의 상태를 경험했다는 것을 의미한다.

그런데 이렇듯 실력 있는 의사들이 전 원장의 말대로 암 환자들의 말에 얼마만큼 귀를 기울이고 대화를 나누는지 궁금하다. 나만 수술을 잘하면 된다고, 내 할 일만 잘하면 된다고 생각하는 의사는 없을 것이다. 그래도 대학병원 진료실에 들어가 진료받는 동안 의사와 제대로 말 한마디 나눠보지 못한 사람이 적지 않은 것 또한 사실이다. 암이라는 질병이 암 환자만의 문제가 아니듯, 치료 또한 의사만의 문제는 아니기 때문에 의사와 환자 모두 상대방의 이야기에 귀를 기울여야 할 것이다.

경제적 여유와 정보의 접근성은 암 생존율과 밀접한 관계가 있다. 많이 배운 것 자체가 암에 걸릴 확률을 줄이는 게 아니라, 고학력일수록 건강 정보 접근성 및 주기적인 검진을 받을 확률이 높다는 말이다. 능력의 여부와 관계없이 누구나 기본적인 생존권을 보장받을 수 있어야 한다. 공적인 의료체계가 자본에 예속되었을 때, 암 사망률의 불평등 문제는 더욱 심화될 수밖에 없다. 그러므로 개인들은 공적 의료체계가 그 기능을 제대로 할 수 있도록 관심을 기울여야 한다.

교육 수준이 여성 암 사망률 가른다

암 발생 원인이 명확하지 않은 상황에서 치료에 관한 정보를 비교적 정확하게 알려주는 게 통계조사다. 통계조사 결과를 통해 여러 암 환자들의 공통된 특징을 도출해 치료 방법을 개발할 수도 있고, 좀 더 크게는 국가의 의료체계를 수립하는데 중요한 데이터를 제공할 수도 있기 때문이다.

여성 암 사망률이 교육 수준에 따라 차이를 보인다고, 삼성서울병원 가정의학과 연구팀이 밝혔다. 2001년과 2006년, 2011년에 집계된 사망원인통계와 인구주택총조사 데이터를 바탕으로 25~64세 여성 암 환자들을 분석한 결과다. 저학력자일수록 유방암, 자궁경부암, 난소암과 같은 여성 암의 사망률이 높았고, 이런 경향은 최근 들어 더욱 심해지고 있는 것으로 확인됐다.

유방암의 경우, 초등학교 이하 학력을 지닌 여성에게서 2001년 인구 10만 명당 사망률 8.5명에서 2011년 21.9명으로 크게 늘어난 데 비해 고등학교, 대학교 졸업자들의 사망률은 오히려 줄었다. 자궁경부암 역시 고등학교 이상 학력인 경우 줄거나 소폭 상승에 그친 데 반해 초등학교 졸업 여성은 1.5배 중학교 졸업 여성은 3배가량 늘었다.

이러한 차이는 상대 불평등지수 개념으로 비교했을 때 더욱 두드러진다. 상대 불평등지수는 초등학교 이하 학력 여성의 암 사망률 대비 대학교 졸업 여성의 암 사망률로, 이 지수가 1보다 크다는 것은 학력에 따른 건강불평등 문제가 존재하는 것을 의미한다.

분석 결과, 2001년 유방암의 상대 불평등 지수는 0.6이었지만 2011년에는 1.3으로 급격히 증가했다. 이는 저학력 여성의 유방암 사망이 상대적으로 늘어나고 있다는 것을 의미한다. 자궁경부암의 상대 불평등 지수도 2001년 2.5에서 2011년 3.8로 차이가 더욱 심해졌다. 난소암 역시 2001년 0.8에서 2011년 1.5로 상대 불평등지수가 1을 넘겼다.

특히 같은 암이라도 젊은 여성에서 암 사망의 상대 불평등 지수가 더 높았다. 자궁경부암의 경우 45세를 기점으로 중년 이전(25~44세)과 이후(45~64세)로 나눴을 때, 2011년 중년 이전 세대의 상대 불평등 지수는 17.6인 데 비해 이후 세대는 2.4로 큰 차이를 보였다. 나머지 암도 경향이 비슷했다. 한국 여성들의 학력 수준이 이전 세대보다 비교적 높아졌지만 그만큼 학력이 낮은 여성의 불평등 정도가 더 심해지고 있는 것이다. 사회 경제적 위치에 따라 암에 대한 관심이나 정보 접근성, 검진 기회의 접근성 여부가 사망률에 영향을 미친 것으로 보인다.

교육 수준과 암 사망률, 결국은 돈 문제

결국, 경제적 여유와 정보의 접근성이 암 생존율과 밀접한 관계가 있다는 것을 알 수 있다. 많이 배운 것 자체가 암에 걸릴 확률을 줄이는 게 아니라, 고학력일수록 보다 건강 정보 접근성 및 주기적인 검진을 받을 확률이 높다는 말이다. 이것은 경제적 여건과도 밀접한 관계가 있는데, 암 생존율조차 학력이나 경제력에 의해 좌우된다면 국가의 의료체계가 과연 보편타당하게 운영되고 있는가를 점검할 필요가 있다.

그럼에도 불구하고, 능력의 여부와 관계없이 누구나 기본적인 생존권을 보장받을 수 있어야 한다. 공적인 의료체계가 자본에 예속되었을 때, 암 사망률의 불평등 문제는 더욱 심화될 수밖에 없다.

그러므로 개인들은 공적 의료체계가 제대로 기능할 수 있도록 관심을 기울여야 한다. 당장, 끊임없이 시도되고 있는 의료민영화에 대한 내용부터 살펴볼 필요가 있다. 이것은 현재의 문제라기보다 미래의 문제인데, 이 나라의 미래인 아이들이 교육 수준은 물론이고 소득

수준에 따라 차별 진료를 받거나 암에 걸렸을 경우 사망률이 높아질 수도 있기 때문이다.

젊은 나이에 암에 걸린 경우, 오히려 노인들보다 부담스러울 수 있다. 대개 젊은 암 환자는 모든 걸 혼자 짊어지고 가야 한다. 결혼하지 않은 싱글인 경우도 그렇고, 결혼을 했더라도 아직 아이들이 어리다면 그 또한 부담이 적지 않다. 혼자 암을 안고 가기에 세상은 너무 막막하고 험난하다. 그러나 누군가는 이미 당신이 앓고 있는 암을 먼저 앓았을 것이다. 그들 중엔 암을 치료한 사람도 있을 것이고, 암에 무릎 꿇은 사람도 있을 것이다. 그들의 성공담, 실패담도 모두 당신에겐 약이 된다. 치료 성공담을 들으면 그대로 실천하면 될 것이고, 실패한 자의 전철을 밟지 않으면 되는 것이다.

마땅히 기댈 곳 없는 젊은 암 환자들

"암 진단받고 아직 부모님이나 가족에게 암이라고 말하지 못했어요."

"암이라는 진단받고 너무 힘들어서 많이 울었는데, 가족들도 많이 걱정할 거라는 생각에 차마 말을 못하겠네요."

"가족들에게 알리고 이것저것 도움받고 싶은 마음도 크지만, 충격 받으실까 봐 너무 걱정이 돼요."

"말해야 할 거 같은데, 언제 어떻게 말해야 할지 참 난감하네요."

"갑상선암 진단받았어요. 아는 친구들은 그건 암도 아니라며 마음 편히 가지라고 쉽게 이야기한답니다. 그런데 조금은 서운한 마음이 드는 건 왜 일까요?"

암 치료 사각지대에 선 젊은 암 환자들

암은 늙고 나이 든 사람들에게만 찾아오는 것은 아니다. 물론 나이가 들면 노화가 진행되고 면역력이 저하되면서 암에 걸릴 확률 또한 많아진다. 아무래도 젊을 때보다 몸의 기능이 떨어지면서 곳곳에서 문제를 일으키게 되는 것이다.

그렇다고 해서 암이 젊은 사람들은 피해 가느냐, 하면 꼭 그렇지도 않다. 영화 〈Love Story〉나 〈Dying Young〉처럼 백혈병에 걸린 젊은 연인의 안타까운 이야기는 실제로 우리 주변에서 흔히 일어나는 일이다. 암의 진행 상태와 증상의 경중 차이는 있겠지만 많은 젊은 암 환자들이 그 어디에도 하소연하지 못한 채 자기 혼자 암을 끌어안고 가는 경우가 적지 않다.

30대 초반의 송OO 씨는 무척이나 예의가 바른, 올곧은 심성의 소유자였다. 집안의 장남이었는데 이른 나이에 S전자에 취업해 주변의 부러움과 격려를 한몸에 받곤 했다. 물론 술과 담배는 입에 대지도 않았다. 결혼 후 아이가 걸어 다닐 무렵, 의례적인 건강 검진을 하던 중 정밀 검사를 받아보라는 의사의 권고를 받는다. 대형병원에서 정밀 검진을 끝낸 그는 간암 진단을 받는다. 술 담배도 입에 대지 않던 그가 간암에 걸린 것이었다. 본인의 실망은 이루 말할 것도 없었을 것이다. 주변에서 걱정할까 염려스러워 암이란 말도 제대로 꺼내지 못했다. 하지만 직장에 병가를 낼 수밖에 없는 상황이었던 터라

아내와 부모 등 집안 식구 모두가 암에 걸린 사실을 알아버렸다. 이후 그는 처자식과 떨어져 고향 집에 내려와 투병하다 결국 유명을 달리하고 말았다.

대학 졸업 후 부모와 떨어져 혼자 생활하며 직장을 다니던 김OO 씨 또한 갑작스럽게 암 판정을 받았다. 중증 암은 아니고 갑상선암이었지만, 암이라는 사실만으로도 떨리고 두려웠다. 결혼한 것도 아니고, 남자 친구가 있었지만 그에게 모든 걸 의지할 수만은 없었다. 남자 친구도 처음엔 걱정하는 것 같았지만, 시간이 지날수록 부담스러워 하는 눈치였다. 시골에서 고생하시는 부모님께 차마 암에 걸린 사실을 말할 수도 없었다. 언니와 상의해 결국 수술을 받았지만, 그 누구에게서도 제대로 된 상담이나 조력을 구할 수가 없었다.

암중모색만 하는 젊은 암 환자들

암과 맞선다는 게 결코 쉬운 일은 아니다. 더군다나 젊은 나이에, 그것도 혼자 암과 맞닥뜨렸을 때 암이라는 질병은 상상 이상으로 버겁게 다가온다. 어찌 보면, 나이 든 노인들보다 젊은 사람들의 암 투병이 더욱 힘들 수 있다. 나이 들면 몸은 쇠약할지라도 자식들이 어느 정도 장성한 뒤라면 여러 가지 도움을 받을 수 있다. 우리나라 정서상 간병은 물론이고 치료비 등 경제적인 부분까지 자식들이 챙기기 때문이다.

반대로 젊은 나이에 암에 걸린 경우, 오히려 노인들보다 부담스러울 수 있다. 의료시스템이 대신해주지 않는 한 대개 젊은 암 환자는 모든 걸 혼자 짊어지고 가야 한다. 결혼하지 않은 싱글인 경우도 그렇고, 결혼을 했더라도 아직 아이들이 어리다면 그 또한 부담이 적지 않다. 부모들이 아직 젊고 경제적 능력이 있다면 도움을 받을 수 있겠지만, 30~40대 암 환자들의 부모 연령대 또한 자식들이 돌봐줘야 하는 노년층이 많다. 노년층 부모들은 암에 걸린 자식 때문에 마음 졸이며 걱정하는 것, 혹은 자식을 위해 기도하는 것 외에 할 수 있는 게 그다지 많지 않다.

암의 진행에 있어서도 젊은 사람이 노인들보다 빠른 경우를 어렵지 않게 볼 수 있다. 노화가 진행되면 시간만 빼고 모든 게 더디게 움직인다. 암 역시 예외는 아니어서 노인들보다 혈액순환, 호르몬 활동 등이 왕성한 젊은 암 환자들의 진행이 더욱 빠른 경우가 있다. 물론, 암 수술이나 치료 후 노인들보다 훨씬 빠르게 건강이 회복되기도 한다.

병은 널리 알리라는 옛말이 있다. 자랑으로 삼으라는 얘기도 아니고, 병을 핑계 삼아 다른 호구지책을 마련하라는 소리도 아니다. 다만 혼자 암이라는 질병을 안고 가기에 세상은 너무 막막하고 험난하기 때문이다.

누군가는 이미 당신이 앓고 있는 암을 먼저 앓았을 것이다. 그들 중엔 암을 치료한 사람도 있을 것이고, 암에 무릎 꿇은 사람도 있을 것이다. 그들의 성공담, 실패담도 모두 당신에겐 약이 된다. 치료 성공담을 들으면 그대로 실천하면 될 것이고, 실패한 자의 전철을 밟지 않으면 되는 것이다.

가족들 간에도 소통이 필요하다. 아무리 부모와 자식 간이라도 처한 상황이 다르고 준비할 시간이 필요하다. 형제자매 간에는 부모와 자식 간보다 더욱 시간이 필요할지 모른다. 형제자매 간이라면 처지가 대개 비슷할 것이기 때문이다. 부모와 자식 간에는 무조건적 희생이 가능할지 몰라도, 형제자매 간에는 그렇지 못한 경우가 많다. 그렇기 때문에 문제가 쌓였을 때 한꺼번에 봇물 터지듯 말하는 것보다는 처음부터 작은 일이라도 하나씩 상의해 나가면서 헤쳐나가는 게 서로에게 좋다.

상의할 사람이 없는 사람들은 인터넷상에 수많은 암 관련 카페나 건강 커뮤니티 사이트를 활용하는 것도 좋다. 하지만 대개가 암 환자의 절박한 심리 상태를 이용해 상업적인 이익을 추구하는 집단이 적지 않으므로 이 또한 조심해야 한다. 그릇된 정보와 치료 방법으로 인해 경제적인 손실은 물론, 자칫 건강을 더욱 악화시킬 수도 있기 때문이다.

암 환자에게 가장 중요한 것은 잃어버린 건강을 되찾는 일이다. 한 번 무너진 건강을 다시 일으키기 위해서는 평소보다 몇 배의 힘이 필요하다. 불필요한 곳에 에너지를 낭비하지 말고 건강을 회복하는데 모든 힘을 집중해야 한다. 병을 부른 나쁜 생활습관을 버리고 식생활 개선과 규칙적인 운동 등 좋은 습관으로 바꾸는 것부터 시작해야 한다. 나쁜 건 다 버려야 한다. 그래야만 그 자리에 건강한 것들을 채울 수 있다.

암 진단은 끝이 아니라 인생 2막의 출발점, 체험 귀담아듣고 의사에게 자꾸 질문하라

암 환자들의 인생은 암 판정 이전과 이후로 나뉜다. 암 판정이 인생의 가장 큰 사건이자 획기적인 전환점이 된다. 쉽게 말해서 암 판정이 생사의 기로가 된다는 말이다. 비단 암 환자만 그럴까? 배우자나 부모 형제자매 중에 암 환자가 생겼을 경우, 가족의 생활 방식도 크게 바뀔 수밖에 없다. 부모가 암에 걸렸을 경우, 자식들의 생활도 대개 부모의 암 치료 일정에 맞춰진다. 아무래도 직계 가족이 치료와 부양을 책임질 수밖에 없다. 그런데 가끔은 암 환자의 치료를 두고 가족들 간에 불협화음이 생기기도 한다.

“엄마가 암에 걸렸는데, 먼 데 사는 이모들이 이래라저래라 보통 난리가 아니었어요. 엄마를 챙기는 건 자식들인데, 평소 얼굴 한 번 안 비치던 분들이 전화기만 붙들고 소리를 지르더라고요. 암 말기 때 자식들이 결정해 호스피스병동으로 옮겼을 때도 병원에서 치료를 더 받게 하지 않는다며 화를 내더니, 엄마가 돌아가시자 하신다는 말씀이 너희들이 엄마를 죽인 거라고 하더라고요."

어느 암 환자의 딸이 엄마의 투병 과정에서 불거진, 친척과의 불편했던 관계에 대해 쏟아낸 말이다. 물론, 환자의 언니 동생이니 속 타는 마음을 모르는 바는 아니지만, 자식들 또한 병원을 함께 오가며 수술비며 입원비에 간병까지 책임지고 있는데 과도하게 지적만 하는 것은 문제가 있어 보인다.

친인척들도 가족을 믿어야 한다. 무엇보다 암 환자 자신이 주체적으로 행동해야 하며, 그것이 무엇이든지 간에 확실하게 의사 표현을 해야 한다. 암 환자의 의지만 확고하다면 주변에서 간병하는 사람들도 훨씬 부담 없이 지낼 수 있을 것이다.

그렇다면 암 진단을 받고 난 후 어떻게 행동해야 하는 것일까? 이것만이 길이라고 단언할 수는 없지만, 대한암협회에서 암 진단을 받은 후 그리고 암 치료를 시작한 후에 환자와 가족들이 알아야 할 행동수칙을 발표한 적이 있다. 참고가 될 만하다. 수칙은 환자들로부터 가장 많이 받았던 질문과 환자들이 암 때문에 혼란에 빠져있을 때 해주었던 의료진의 충고, 암을 치료한 사람들의 생각을 토대로 정리한 것이다.

암 진단을 받았을 때, 이렇게 하라

●암 진단이 죽음을 의미하지는 않는다

병원에서 암 진단을 받고 나면, 대부분의 사람이 암을 마치 사형선고처럼 받아들이게 된다. 아직 시작하지도 않은 경기에서 지레 겁을 먹고 싸우지도 않고 먼저 기권을 하는 것과 다를 바가 없다. 하지만 많은 사람이 암을 이겨내고 있으며, 암을 치료하는 방법들도 계속 개선되고 있다. 암은 난치병이긴 하지만 불치병은 아니다. 생존자들 속에 포함될 수 있다는 자신감을 가지고 최선을 다하겠다는 각오를 다져야 한다.

●암은 전염되지 않는다

간혹, 암이 전염된다고 생각하는 사람들이 있는데, 그렇지 않다. 암은 수두나 독감과 달리 전염되지 않는다. 즉, 암 환자가 이용하는 컵을 함께 이용한다고 해서 암이 생기는 것은 아니다. 암은 나로 인해 생긴 내 안의 문제이다. 다시 말해, 오염된 환경과 그릇된 생활습관 등이 영향을 끼친다는 것이다. 물론, 유전적 소인을 전염이라고 생각하는 사람은 없을 것이다.

●암 판정 후 환자가 겪는 심리 상태를 이해하라

암 진단을 받으면 대부분의 환자는 부정▷분노▷타협▷우울▷수용 등의 감정을 차례로 겪게 된다. 처음엔 도대체 내가 왜 암에 걸렸단 말인가, 뭔가 잘못된 것이라고 부정을 하게 된다. 그리고는 억울함을 못 이겨 분노를 표시하게 되고, 분노해야 시간만 흐르고 소용이 없다는 생각이 들면 치료법을 알아보는 등 타협을 한다. 이후 얼마 동안 우울한 시간을 보내다가 암에 걸린 자신의 상태를 인정하게 된다. 결국, 암을 받아들이게 되는 것이다. 중요한 것은 자신의 상황을 받아들인 후에야 진정한 치료가 시작된다는 점이다. 따라서 이 다섯 단계의 과정을 겪는 시간이 짧으면 짧을수록 치료를 빨리 시작할 수 있다.

● 나의 행동이 가족을 암에 걸리게 한 것은 아니다

가족 중 누군가 암 진단을 받게 되면 당사자는 물론 주변 사람들도 혹시 자신의 잘못 때문에 가족이 암에 걸린 것이 아닌가 하는 죄책감을 갖게 된다. 물론, 암 발병 이유가 명확하게 밝혀진 게 없고 또 무엇이든 우리 몸에 악영향을 줄 수는 있지만 어느 한 가지만을 암의 이유로 단정 지을 수는 없다. 나의 행동 때문에 우리 가족이 암에 걸린다는 것은 지나친 비약이다. 그러나 가족의 마음을 자주 아프게 해 그 사람이 스트레스를 오래도록 받는다면 그것은 문제가 될 소지가 있다. 실제로 암 발병자 가운데 최근 5년 동안 충격적인 일로 크게 스트레스를 받은 적이 있는 사람들의 비중이 높다는 조사 결과도 있다.

● 담당 의료진에게 명확하게 질문하라

처음 암 진단을 받았을 때, 환자와 가족이 느끼는 혼란과 궁금증은 상상 이상으로 크다. 여태까지 남의 일로만 여겨졌던 일이 나의 현실이 되어버린 것이다. 그런데도 사람들은 대개 의사에게 말 한마디 제대로 물어보지 못한다. 그저 의사의 얼굴만 쳐다보다 진료실을 나온다. 환자에 대해 가장 많은 답을 알고 있는 사람은 담당 의료진이다. 암의 상태, 치료 방침 및 전망 등에 대한 명확한 질문을 할 필요가 있다. 그래야만 환자가 치료에 대한 계획을 세울 수 있다. 의사의 계획대로 치료를 하더라도 환자는 현재 진행 상황에 대해 알아야 할 책임이 있다.

●올바른 암 지식을 갖도록 노력하라

사실, 암에 대한 정보를 자세히 알고 있다가 암 선고를 받는 사람은 거의 없다. 암의 정체와 치료법에 대해 정확히 알면 두려움이 훨씬 가벼워질 수 있다. 암에 대한 기사나 책을 읽을 때는 가장 최신 내용을 선택하는 것이 좋다. 인터넷 의료정보의 경우, 상업적인 의도를 가지고 쓰인 내용이 적지 않다는 것도 알아야 한다.

우선 외과적, 내과적 방법 등 교과서적인 암 치료 방법을 공부하는 것이 중요하다. 많은 환자는 수술이 불가능하다는 말을 들으면 어찌할 바를 몰라 한다. 하지만 이런 말을 듣더라도 절대로 절망하면 안 된다. 항암화학요법 또는 방사선요법을 결정하기 전에 의료진에게 치료 효과에 대해 충분한 설명을 요청하는 게 좋다.

● 가족 가운데 리더를 정하라

암 치료 여정은 크고 작은 결정들의 연속이다. 그때마다 환자와 가족은 중요한 선택을 해야 하는데, 신중하고도 신속한 결정을 하기 위해서 가족 중 선장을 정해야 한다. 암 진단을 받으면 주변에서 엄청난 정보가 쏟아지고 온갖 사람들이 몰려들어 훈수를 둘 수 있다. 이럴 때 엄정하고 현명한 판단을 내려 방향을 잡아갈 리더가 필요한 것이다. 그러나 가장 중요한 사람은 바로 환자 자신임을 잊지 말아야 하고, 환자 본인이 결정의 주체가 되어야 한다.

암 치료가 시작됐을 땐 이렇게 하라

● 나을 수 있다는 확신을 가져라

나을 수 있다는 믿음을 갖고 치료에 임하는 사람과 치료를 받아도 소용없다고 불신하며 치료를 받는 사람 중에서 누가 더 빨리 나을까? 당연한 답이지만, 나을 수 있다고 확신하면 치료 효과가 극대화된다고 한다. 신념과 치료 효과의 상관관계는 이미 우리가 알고 있는 사실이며, 실제 치료 현장에서도 어렵지 않게 확인할 수 있다.

● 치료 중에는 열심히 먹어라

암세포는 몸의 영양분을 엄청나게 빼앗는다. 항암치료 시 체력 소모 또한 많다. 어떤 암 환자들은 암세포를 굶겨 죽이겠다며 식사량을 줄이기도 한다. 그러나 이것은 현명한 방법이 못 된다. 항암치료는 정상 세포를 손상시키기도 하는데, 손상된 세포의 복구를 위해서는 영양분의 지원이 필요하다. 비록 항암치료가 식욕을 떨어뜨린다고 해도 많이 먹도록 노력해야 한다.

치료를 시작하기 전에는 몸무게를 2~4kg 정도 늘리기 위해 노력해야 한다. 그래야만 치료 후 정상 체중을 유지할 수 있다. 질 좋은 단백질을 섭취하기 위해 살코기나 생선, 두부, 계란, 콩류 등을 섭취하는 게 좋다. 또한 비타민과 무기질을 충분히 섭취해야 한다. 다양한 색깔의 과일과 채소를 매 끼니 때마다 섭취하는 게 좋다.

● 생의 2막, 새로운 삶의 방식을 설계하라

암 환자에게 가장 중요한 건 잃어버린 건강을 되찾는 일이다. 한 번 무너진 건강을 일으키기 위해서는 평소보다 몇 배의 힘이 필요하다. 불필요한 곳에 에너지를 낭비하지 말고 건강을 회복하는데 모든 힘을 집중해야 한다. 병을 부른 나쁜 생활습관을 버리고 식생활 개선과 규칙적인 운동 등 좋은 습관으로 바꾸는 것부터 시작해야 한다. 나쁜 건 다 버려야 한다. 그래야만 그 자리에 건강한 것들을 채울 수 있다.

● 의사를 만날 땐 항상 질문 목록을 준비하라

암의 진행 과정에 대한 정보는 의료진이 알려줄 때까지 앉아서 기다리지 말고 찾아가 먼저 요청해야 한다. 항상 질문할 목록을 준비하는 것도 큰 도움이 된다. 이를 위해서는 평소 환자에게 계속되는 증상과 새롭게 나타난 증상, 책을 통해 얻은 정보나 다른 환자들과 대화를 통해서 알게 된 것들을 꼼꼼하게 기록해야 한다. 상담이 끝나면 의료진에게 감사하는 마음을 보여주는 것도 좋다. 나에겐 목숨이 걸린 일이지만, 누군가에겐 귀찮은 일이 될 수도 있기 때문이다.

● 체험담을 귀담아들어라

암을 치료 중인 사람이나 치료를 도와주고 있는 환자 가족들의 체험담을 듣게 되면 실제로 자신에게 적용하는 것이나 투병 의지를 굳건히 하는 데도 도움이 된다. 성공한 사례뿐만 아니라 시행착오를 겪은 것도 새겨들어야 한다. 왜냐하면 똑같은 실수를 저질러서는 안 되기 때문이다. 암 환자에겐 한 번의 실수가 결정적인 패인이 될 수도 있다. 하지만 그 누구도 암에 걸린 자신의 미래에 무슨 일이 생길지 정확하게 얘기해줄 수 있는 사람은 없다는 점도 알아야 한다.

● 소중한 시간을 후회로 낭비하지 마라

암 환자들은 과거에 대한 후회나 미래에 대한 막연한 불안감에 사로잡힐 때가 많다. 당연한 일이겠으나, 잠시라도 소중한 시간을 낭비해서는 안 된다. 비록 암에 걸려 투병하고 있지만, 사랑하는 사람들과 함께할 수 있다는 사실에 감사해야 한다. 감사 뒤엔 항상 그들에게 보답할 수 있는 기회를 얻기 위한 노력을 해야 한다. 건강만 되찾는다면 당연히 신세 갚을 기회는 오기 마련이다.

암에 걸린 사람들, **마칩니다.**